汚れた電気は大問題

解決の鍵は利他の波動

ウィスコンシン医科大学教授
統合医療「クリニック徳」院長
高橋　徳

山田新一郎 共著

たにぐち書店

目 次

序 章　あたらしい時代の健康創造 … 9

　1. あたらしい健康観－霊的な健康 ……………………………… 9
　2. 霊とは ……………………………………………………… 9
　3. 霊はSOSを発信している ………………………………… 10
　4. 電磁波過敏症の患者との出会い ………………………… 12
　5. 電磁波の悪影響は科学的には証明が困難 ……………… 13
　6. 電気と生活－3つのステージ …………………………… 15
　7. コンピューター・スマホの電磁波の恐ろしさ ………… 17
　8. コンピューターやスマホが悪いわけではない ………… 20
　9. 家庭用電気も人体に悪影響を与えている ……………… 21
　10. 脚気対策に学ぶ …………………………………………… 22
　11. 電磁波対策の問題 ………………………………………… 23
　12. 考えられる電磁波の害 …………………………………… 24
　13. 電磁波もキレイにすれば安心 …………………………… 25
　14. 運気をよくするには ……………………………………… 26
　15. 人身具有大薬 ……………………………………………… 27
　16. エネルギーチェックに指パワーテストを用いる ……… 27

第1章　コンピューター・スマホとメンタルヘルス … 29

　1. 街で気になること ………………………………………… 29
　2. 四大疾患に精神病が加わり五大疾患に ………………… 29

3

3. メンタルな異常が表れる顔面のツボ ……………………… 30

4. メンタルトラブルと顔面のエネルギーパターン …………… 32

5. コンピューター・スマホの電磁波が
   頚動脈の血流に悪影響を与える ……………………………… 33

6. 頚動脈の血液循環 ……………………………………………… 34

7. 陽明胃経と精神病 ……………………………………………… 35

8. どうしてコンピューターやスマホによって
   メンタル・トラブルを起こしやすくなるのか …………… 37

9. コンピューターやスマホを多く扱う人の
   メンタルヘルス対策 ………………………………………… 37

10. コンピューター作業と眼精疲労、脳疲労 ………………… 39

11. デジタル認知症のリスク …………………………………… 40

12. 美容上の悪影響 ……………………………………………… 40

第2章　コンピューター・スマホと免疫系 … 43

1. 3.5人にひとりはがんで死んでいる ……………………… 43

2. がん発生のメカニズム ……………………………………… 44

3. がんは複数の要因で発症することが多い ………………… 45

4. 真のがん予防対策 …………………………………………… 46

5. 胸腺－免疫系の中心的器官 ………………………………… 47

6. 胸腺とストレス ……………………………………………… 48

7. 胸腺と〇リングテスト ……………………………………… 50

8. 胸腺が強くなる諸条件 ……………………………………… 51

9. 浄電すれば電磁波の害を低減できる ……………………… 52

10. コンピューターやスマホの
    電磁波の影響をチェックする ……………………………… 53

11. 人の感性とT細胞の感性の相関 …………………………… 54

12. コンピューターであふれる職場環境でのがんの多発 ········ 56

13. ハイテク関係従事者の多くが、
    がんに対して怖れを感じている ········ 56

14. 外と内から胸腺を活性化させよう ········ 58

15. コンピューターやスマホのその他の部位への影響 ·········· 59

第3章　浄電－電気のデトックス … 63
家庭用電源は汚染により毒されている

1. ヒトは電気の海の底に住んでいる ················ 63

2. 体の周囲には電気的性質をもった生命場が存在 ·············· 64

3. 地磁気にも敏感に反応する人体 ··············· 65

4. 人体は複雑な電気装置 ··············· 66

5. 電気とエネルギー（気）の性質の類似性 ·············· 67

6. 一般的に理解されている電磁波汚染とは ················ 68

7. 一般的な電磁波対策の問題点の解決 ·········· 69

8. 汚れた電気－新しい電磁波対策とその問題点 ············· 71

9. 浄電という発想のきっかけとなった実験 ············· 73

10. 電気をデトックスする浄電装置の開発 ················ 77

11. 電気に混入したネガティブな波動が
    逆転現象を起こす－浄電装置を用いての検証 ············· 77

12. 浄電装置が普及すればがんの発生も少なくなるかも ········ 80

13. 浄電装置の使用 ··············· 82

14. 浄電したうえで有用波動付加を ················ 83

15. 浄電装置と有用波動付加装置の併用による
    可能性の拡大 ··············· 84

5

第4章　逆転現象－諸悪の元凶 … 87

　1.　逆転現象とは ……………………………………………………… 87

　2.　実験－逆転現象の有無をチェックする ………………… 88

　3.　逆転現象の消去法 ……………………………………………… 89

　4.　潜在意識のパワーを味方にするには ……………………… 90

　5.　潜在意識の機能異常で様々な逆転現象が同時多発 ………… 91

　6.　感性の逆転現象 ………………………………………………… 92

　7.　人に与える印象の逆転現象 ……………………………… 92

　8.　潜在意識による判断・意思決定が逆転する …………… 94

　9.　心理志向の逆転現象 ………………………………………… 95

　10.　チャクラの逆転現象 ………………………………………… 97

　11.　ダイエットと逆転現象 ………………………………………… 98

　12.　逆転現象の諸相－諸悪の元凶 ………………………… 98

　13.　潜在意識の眼（ブラインドサイト）………………………… 102

　14.　実験－潜在意識の眼はオーラをみている？ ……………… 103

　15.　逆転現象が起こるとオーラが反転する …………………… 104

　16.　潜在意識レベルでオーラ・コミュニケーションが ……… 107

　17.　逆転現象による
　　　　オーラ・コミュニケーションのトラブルの例…………… 108

　18.　カリスマ・オーラとは …………………………………… 109

　19.　逆転現象を消去し「気」の流れをよくすれば
　　　　運もよくなる ………………………………………………… 111

第5章　からだと環境のエネルギー改善テクニック … 113
誰にでもできる「運気」をよくするテクニック

1. 本来の運気にもどれ ……………………………………………… 113
2. エネルギーチェック ……………………………………………… 114
3. リセットの仕方 …………………………………………………… 115
4. チャクラを整える ………………………………………………… 116
5. 経絡を整える ……………………………………………………… 123
6. 自律神経を整える ………………………………………………… 124
7. 魅力アップ(オーラ増強)テクニック ………………………… 124
8. 免疫力を高める …………………………………………………… 125
9. 場のエネルギーを高める ………………………………………… 126
10. 人迎活性法………………………………………………………… 127
11. 願いを叶えるツボ「通天」を活用する妙法 ………………… 127
12. カラーつぼタッピング …………………………………………… 128

第6章　内から胸腺を強める妙法 … 131
－オキシトシンの活用

1. 医の川柳にみる当世医療事情 …………………………………… 131
2. 現代病の原因は大半がストレス ………………………………… 136
3. 強力な抗ストレス作用を持つオキシトシン ………………… 136
4. オキシトシンが注目されるわけ ………………………………… 137
5. オキシトシンの抗ストレス作用の素晴らしさを
   体感しよう ………………………………………………………… 138
6. オキシトシンの魅力アップ効果 ………………………………… 139
7. オキシトシンからみた逆転現象 ………………………………… 140

8. 「私、私、私・・・・・」と心の中で繰り返すと
　　逆転現象が起こってしまう ……………………………… 142

9. 他人を思いやる心は瞬時に逆転現象を消去させる ……… 143

10. 他人を思うことの重要性 …………………………………… 144

11. チャクラと人生の目的 ……………………………………… 146

12. オキシトシン x ヴァソプレシン ………………………… 148

13. オキシトシンと胸腺 ………………………………………… 149

14. 積極的にオキシトシンを増やす生活術 ………………… 150

15. オキシトシンが示す世界平和 …………………………… 151

16. オキシトシンは外部から補充できないか ……………… 153

17. オキシトシンと他の脳内ホルモンとの関係 ………… 153

18. 瞑想で他人を思いやること ……………………………… 155

19. 免疫力を高めるグループヒーリングのすすめ ……… 156

20. 最後に－魂の究極の目的とは－ ……………………… 157

あとがき ……………………………………………………… 161

| 序　章 | あたらしい時代の健康創造 |

1. あたらしい健康観－霊的な健康

　WHO憲章では、健康を次のように定義しています。

　「健康とは、病気でないとか、弱っていないということではなく、肉体的にも、精神的[※]にも、そして社会的にも、すべてが満たされた状態にあることをいいます。」（日本WHO協会訳）[※]ここでの精神的の原文はmentalです。

　この憲章の健康定義について、1998年にspiritualを加えるという案の検討が採択されました。現時点では未だ案の段階です。

　日本ではmentalもspiritualも精神的と訳されることもありますが、この場合のspiritualは霊的と訳すとより原意に近いことになります。

　そこで「霊」とは何か、そして霊的な健康を創造するにはどのような努力が必要であるかを考えてみましょう。

2. 霊とは

　天（宇宙）と人は相似的な存在であるとする天人合一説という古代中国の人体観があります。天体である地球と人体は同じであると

9

考えるのです。地球は単に土の球だけでなくその周囲には目には見えない大気層、磁場を含んだ存在です。小宇宙である人体も同じように皮膚で覆われた物質的身体とその周囲に存在するエネルギー身体をも含めて人体と考えます。

この目には見えないエネルギー身体はエーテル体、オーラ、幽体、霊体など様々な名称をもっています。エネルギー身体は電気的な特性をもっていることが知られています。世界最古の電子楽器とされるテルミンはエネルギー身体のもつ電気的特性を応用したものです。

ヒトが死ぬと肉体とエネルギー身体（霊体）は分離します。肉体は朽ちて消失してしまいますが、霊体は不滅でいつかまた受肉し新しい人間としての生活を始めるとされています。人は輪廻転生を繰り返し様々な体験・学習することにより霊格を高めていくものと考えられています。こうした考えに従えば人生の目的は霊格を高めることと考えられるでしょう。

欧米では幽霊は電気的な存在とされ敏感な電磁波検知器が幽霊探知器として販売されています。

3. 霊はＳＯＳを発信している

〔無視され、傷つけられている見えない体〕

私たちは健康のために目に見える肉体のケアと目に見えない霊体のケアが必要です。しかしほとんどの人では霊体に対するケアはしていません。それどころか霊体をひどく傷つけ心身を損ねているのです。

大切な霊のからだである目に見えない身体は電気的な性質をもっ

序章　あたらしい時代の健康創造

ています。ですから私たちは電気器具を扱うとき霊体を傷つけないように細心の注意が必要です。なのに人々はほとんど無頓着に電気を使っています。

　アメリカのペンシルベニア州には車や電気などの文明の利器を受け入れず中世の伝統的な生活を守っているアーミシュという人々がいます。文明の利器を拒否する理由は電気などの文明の利器を使うと本来の信仰生活ができないからだそうです。またユダヤ教の原理主義者もスマホの使用を受け入れていません。昔ながらの自然な生活をしているからこそ文明の利器が本来の人間らしさを壊してしまうということをするどい感性で感じているからでしょう。文明の利器で感性を鈍くしてしまった現代人には理解することは難しいと思います。

　電気が主に電灯だけだった時代は電気の悪影響は非常に少なかったと想像されます。コンピューターやスマホの消費電力はたいしたことはありません。しかしコンピューターやスマホは演算能力を高めるために非常に高い周波数帯で作動しています。そのためエネルギー的には非常に強力で目に見えないからだ（霊体）をひどく歪め傷つけているのです。電気のため窮状にある霊は私たちにSOSを発信しています。しかし電磁波の影響で感性が駄目になっている人にはSOSメッセージは聴こえないのです。

　霊体はいわば生命の鋳型のようなものです。鋳型が歪み傷つけられると結果的には肉体に多くのトラブルが生ずることになるのです。

4. 電磁波過敏症の患者との出会い

　私は1990年から12年間、アメリカのカリフォルニア州の東洋医学の大学で針灸の教育と臨床に携わっていました。

　日本での針灸の臨床では患者の大半は肩凝り、腰痛等でしたが、カリフォルニア州では非常に広範な疾患の患者さんを治療する機会が多くたいへん勉強になりました。そんな中で特に印象に残った患者さんが、Ｇさんでした。

　ＧさんはIT産業の中心であるシリコンバレーでコンピューター関係の仕事に従事していました。Ｇさんは来院する数年前から、ひどい不眠症、耳鳴り、食欲不振、ひどい疲れなどの症状が続き、あちこちの大病院で検査を受けても異常が発見できませんでした。原因がはっきり分からなかったので、的を射た治療が受けられず困っていました。そんなとき、私の患者であった人に針治療をすすめられ、私の大学の針灸のクリニックに来られたのです。

　アメリカでは1970年代にニクソン大統領が訪中した際に随行したニューヨーク・タイムズ紙のレストン記者が、中国での針麻酔を報道したことを機に針灸が急激に普及しはじめました。

　わたしはＧさんの体のバランスのくずれ具合を診察し、針刺激で経絡の気のバランスを整えました。するとＧさんは治療直後から多くの愁訴が改善され心身ともに爽快となりました。私の針治療を受けると三日くらいは調子が良いのですが、また元に戻ってしまうのです。Ｇさんの住んでいるシリコンバレーからサンフランシスコの私の大学のクリニックまでは相当な距離があるので、一週間に一度しか来られません。しかたないのでＧさんは近くの針クリニックで針治療を受けましたが、良い結果が得られませんでした。Ｇさんは

私の針治療を受けた後の三日間は極楽、後の四日間は前と同じように具合が悪くなるのです。

なぜ三日間しか持続しないか、なぜ近くのクリニックで受ける針治療は効かないのか、何が原因で体のバランスを崩すのか。効果をもっと持続させることはできないか、いろいろ検討しました。

ある日、Gさんはコンピューターの仕事が長時間になるといつもより体調がひどくなるようだ、と言いました。そのときピンときました。Gさんはひょっとしたら、コンピューターから発する電磁波に対して過敏になっているのではないか、と思いました。

コンピューターを治療室に持ち込みGさんに診療台のうえで仰向けになってもらい片手をスイッチを入れたコンピューターのキーボードの上におき、腹部の緊張の程度をチェックしました。ついで電磁波の人体への悪影響を低減する効果があるという評判のオルゴン装置をコンピューターの上に置き前と同様に腹部の緊張の程度をみると、腹部の緊張が少なくなりました。どうもGさんは、そのころアメリカで話題になり始めていた「電磁波過敏症」のようでした。そこで、電磁波に対処する種々の方法を指示、指導したところ、Gさんの症状はかなり改善し、数ヵ月後には月に一度くらいのペースで私のクリニックに来ればよいほどになりました。それ以後、私は「電磁波過敏症」に強い関心を持ち電磁波の対策法についていろいろ研究しました。

5. 電磁波の悪影響は科学的には証明が困難

この世界は波動からなっています。宇宙に存在する最も低い波動から最も高い波動のなかで私たちが見ることのできるのは可視光線

という非常に狭い周波数帯の世界だけです。私たちは世界のごくごく一部をみているだけです。物質ですらその大半はダークマター（暗黒物質）といわれるもので占められていると考えられています。

　電気は科学的な機器で測定できます。しかし電気に性質が似ているエネルギー（≒「気」）は未だその実体が不明で科学的機器では測定できません。そのためエネルギー（≒「気」）は科学の対象にはなりえません。

　科学は目に見える世界を対象としているため科学的に構築された医学では目に見えないからだやエネルギーは現在の医学の対象から外されています。このためエネルギー関係の現象等を科学的に証明することは非常に困難なことです。

　コンピューターやスマホの電磁波でがんが起こるといったことは科学的に裏付けられていません。故にコンピューターやスマホの電磁波でがんが起こる心配はない、としているのが大勢です。これは手前勝手な論法です。たしかにコンピューターやスマホの電磁波でがんが起こるという科学的根拠はありませんが、コンピューターやスマホの電磁波が安全であるという根拠もないのです。

　WHOの健康定義案の霊的な健康にはあたらしくエネルギーを中心としたパラダイムが必要です。ヒトには物事の良し悪しを判別する感性能力が備わっています。この感性能力のメカニズムはまだ科学的には明らかにされていません。しかし私たちは天から与えられている感性能力を尊重しこれを正しく使えば非常に有用です。

　ヒトの感性能力を応用したＯリングテスト、アプライドキネシオロジーの筋力テストや本書で用いている指パワーテストなどのエネルギーチェック法を活用するのも有用なことであると信じます。

　しかし現実はＯリングテストなどのエネルギーチェック法は科学

14

序章　あたらしい時代の健康創造

的でないという理由で学会等では受け入れられていません。

　物事の良し悪しを判別する感性能力が非常に有用であると個人的に認識している医師は多くいます。しかしそれが未だ科学的に解明されていないから医学界は受け入れていないのです。

　指パワーテストなどを用いてコンピューターやスマホの人体への影響をチェックするといろいろなことがわかります。これらのチェックは特別な器具をもちいなくても誰にでもできますので是非追試してみてください。

6.　電気と生活－３つのステージ

　明治の文明開化によってそれまで暗かった街は明るくなりました。最初はガス燈によって次に電灯によって明るくなりました。家の中もそれまでは行燈のわずかな光が夜を暗黒の世界から解放されていました。しかし行燈の明かりでは昼のような活発な活動をサポートするほどではありませんでした。白熱電球の登場で夜でも室内を昼のように明るくすることができ夜を活動的なものに変えました。電気はもっぱら照明用に使われ、その照明も長いあいだもっぱら白熱電球でした。家庭用電源に混入したネガティブな波動は白熱電球を介すると悪影響が消失しますので浄電する必要はありませんでした。人々は電気の恩恵を享受していました。この時代を「電気と生活の第一ステージ」ということができます。

　「電気と生活の第二ステージ」は蛍光灯の使用と多くの電化器具の使用によってもたらされました。それまで白熱電球が独占していたのが蛍光灯が主となり白熱電球は従となりました。蛍光灯では白

15

熱電球と違い電源に混入したネガティブな波動が照明光を介して人体に悪影響を与えます。それに加えて電化製品の普及で家庭内にいろいろな電化器具が増えるようになりました。その結果消費される電気の量も増加しました。蛍光灯および室内の電気器具から人々はネガティブな波動の悪影響を強く受けるようになりました。

　最初に悪影響があらわれたのは免疫系の中心である胸腺でした。ネガティブな波動の影響で胸腺の働きが低下し免疫に異常を起こす人が増えました。花粉症、アトピー症、各種アレルギー疾患、自己免疫疾患、がん・・・・・。人々は昔あまりなかった病気が増えていることは認識していますが、なぜそうなったということには気付いていませんでした。

　「電気と生活の第三ステージ」はコンピューターやスマホの使用によって始まりました。

　ごく標準的な屋内環境では頚動脈部に指をあて指パワーテストをしても（電磁波に過敏な人を除き）指パワーダウンは起こりません。しかしコンピューターやスマホの近くあるいは家電量販店の中で同じテストをすると指パワーダウンは起こります。コンピューターやスマホは処理能力を高めるために非常に高い周波数の電気を用います。周波数が高いと非常に強いエネルギーとなるので人体に与える影響は非常に大きくなります。さらに悪いことにはそれらを身体からの至近距離で用いるため影響がさらに高まります。「電気と生活の第二ステージ」でダメージを受けた胸腺はさらに大きな悪影響を受けるようになります。そして新たに胸腺の次にネガティブ波動に敏感な頚動脈の分岐部に悪影響をあたえるようになります。そのため脳の血液循環のアンバランスにより精神病、パーキンソン病、脳

序章　あたらしい時代の健康創造

の異常に起因するいろいろな疾患、認知症、発達障害・・・・等の関連が疑われます。

　欧米の知識階級では子供にコンピューターやスマホはよくないからと考え極力使わせないようにしている人が多くいます。コンピューターやスマホが子供に有害であるという科学的な根拠はありませんが、安全であるという科学的根拠もないので子供にコンピューターやスマホを使わせないというのは賢明な選択だと思います。

7.　コンピューター・スマホの電磁波の恐ろしさ

　Ｏリングテストや指パワーテストなどのエネルギーチェック法を用いるとコンピューターやスマホの電磁波は体の重要な器官に大きな悪影響を与えていることをたしかめることができます。深刻なものはスマホなどからの電磁波が体表近くにある器官やエネルギーの通路である経絡系のエネルギーバランスを崩してしまうことです。そのため様々なトラブルを引き起こす一要因となっていると思われます。

　スマホなどの電磁波の影響が非常に強いと逆転現象を引き起こしてしまいます。逆転現象は諸悪の元凶でその対策は必須です。逆転現象については第４章で詳しく説明します。

　本章ではコンピューターやスマホの次に述べる器官への悪影響について概略を次にまとめておきます。

①総頚動脈分岐部－総頚動脈は喉頭隆起（のどぼとけ）の外方で頚動脈の拍動を感じるところで内頚動脈と外頚動脈とに分岐しています。この分岐部は針灸のツボでいう人迎（じんげい）穴にあたりま

17

す。この分岐部には頚動脈洞、頚動脈小体という非常に敏感なセンサーがあります。これらのセンサーは内頚動脈（主に脳）および外頚動脈（主に顔面部）への血液配分に関与している重要な部位です。この部位にあるセンサーがコンピューターやスマホの電磁波によってうまく働かなくなります。その結果顔面部と脳のエネルギーバランスが崩れ多くのトラブルを引き起こしてしまいます。

　このようなエネルギーの崩れのパターンはメンタルなトラブルをもった人でのパターンと同じです。このことからコンピューターやスマホの悪影響にメンタルストレスが少し加えられることによりストレスに対する限界を超えてしまうことが多くなってしまいます。そのためコンピューターやスマホを多用している人ではメンタル・トラブルを起こしやすい傾向となってしまうと考えられます。詳しくは第1章で説明します。

②胸腺－胸部中央の少し上部に位置する胸腺は免疫系の中心的役割を担っています。胸腺が弱ると各種の免疫疾患やがんにかかりやすくなります。胸腺は体の比較的浅い部位にあることと、ストレスに非常に敏感であることから家庭用電源からの電磁波によってもエネルギー異常を引き起こしてしまいます。

　家庭用電源からの電磁波の悪影響をなくした状態でコンピューターやスマホの電磁波の影響をチェックしてみました。その結果コンピューターやスマホの電磁波は胸腺の働きに強い悪影響を与えていることが確かめられました。

　胸腺の働きが低下すればがんの発生リスクも高まります。詳しくは第2章で説明します。

序章　あたらしい時代の健康創造

③眼－コンピューター画面の不自然な光だけでなくコンピューターから発する電磁波が眼の働きに対して悪影響を与えます。眼に小さなゴミが入ってもとても痛く全身の活動に悪影響すると同じように眼に悪い電磁波が入り込むと体全体に悪影響を与えることが実験からも理解できます。

⑤精巣－精子を生成する精巣は体表部の電磁波の影響を受けやすい部位にあります。コンピューターやスマホがどれくらい精巣に影響を与えているかをチェックしました。予想以上の悪影響があることが判明しました。不妊問題の半分は男性側にその原因があるといわれていますが、コンピューターを膝に乗せて操作するのは考え物です。

⑥女性の乳房－女性の乳房がコンピューターやスマホの電磁波の影響をどれくらい受けているか、鉛のプレートを用いてチェックしてみました。乳房部では電磁波の影響を強く受けます。しかし乳房に近い上腕の筋肉部はさほどの悪影響をうけないことが判明しました。コンピューターに向かって長時間働いている人は対策が必須です。

⑦皮膚－皮膚は単に体の包装紙のような役割だけでなく多彩で繊細な働きをしています。チェックの方法がありませんが、コンピューターやスマホの影響を強く受けていると考えられます。とくに頚動脈洞への悪影響を介して顔面部への血液循環が悪くなり美容上悪い影響を与えているように思われます。

　コンピューターやスマホの電磁波の悪影響を取り除くというグッ

19

ズが多く出ていますが。ほとんどの製品が本節であげた問題にたいして解決になっていません。購入する際は各部位への影響を消去するかどうかをよくチェックして選ぶことが肝要です。また身体自体を電磁波に対して強くすることも必要です。

8. コンピューターやスマホが悪いわけではない

　前節ではコンピューター・スマホの電磁波は恐ろしいものであると書きましたが正確にはコンピューターやスマホの電磁波が恐ろしいものになっていると表現すべきです。恐ろしいものになっているということはそうなる前には恐ろしいものではなかったということです。では何がコンピューターやスマホの電磁波を恐ろしいものにしているか。長い間これを追求して判明したことはコンピューターやスマホにネガティブな波動が混入しコンピューターやスマホの電磁波を恐ろしいものにしていることです。

　「善人に悪霊が憑依すると善人は恐ろしい行いをします。悪霊を除けばもとの善人に戻ります。」この文章で善人をコンピューターやスマホ、憑依を混入、悪霊をネガティブ波動に置き換えると、「（善き）コンピューターやスマホの電磁波にネガティブ波動が混入（憑依）すると善きコンピューターやスマホの電磁波は恐ろしい行い（悪い電磁波を放散）をします。ネガティブ波動を除けばもとの（悪影響を与えない善き）コンピューターやスマホの電磁波に戻る」ということになります。

　コンピューターやスマホは多くの人が心血を注ぎ創ってくれた素晴らしいものです。でもほとんどの人はそんな素晴らしいコンピューターやスマホになんの感謝もしていません。そして無頓着に

序章　あたらしい時代の健康創造

使い捨てているのです。コンピューターやスマホを創ってくれた人に感謝し、ネガティブな波動がつきにくくなるコンピューター、スマホ用の浄電装置をつけてあげればコンピューターやスマホから人体に悪影響を与えるような電磁波は出なくなるのです。ウソのような話ですが、実験で確かめることができます。

　ネガティブな波動はコンピューターやスマホの高周波電磁波に親和性があり容易に混入するということが考えられます。

9.　家庭用電気も人体に悪影響を与えている

　家庭用電源自体は50Hzあるいは60Hzと非常に低い周波数なのでエネルギー的には強いものではありません。しかしネガティブな波動が混入したコンピューターやスマホの高周波電磁波が家庭用電源に混入、さらにネガティブ波動が家庭用電源に混入してしまうと家庭用電気でも人体に悪影響を与えてしまいます。こうした家庭用電気の悪影響を受けている代表が免疫系の中心である胸腺です。

　家庭用電気の大問題は1日24時間継続的に人体に影響を与えていることです。またどこに行っても家庭用電源からの電磁波の悪影響を受けていることです。

　電磁波に過敏な人では前節であげた体表近くにある重要器官にも影響を与えていることが多いです。これらのチェックは電磁波を遮断する鉛プレートを用い指パワーテストをすることによって簡単にできますので是非各自でチェックしてください。家庭用電源の電磁波に関しては第3章で詳しく説明します。

10. 脚気対策に学ぶ

　現在では脚気はビタミンB_1の不足で起こることが知られています。脚気の予防、治療も容易で恐ろしい病気とはいえません。しかし脚気の原因が発見される以前の日本では亡国をもたらす病として恐れられていました。脚気流行のピーク時の1923年には26,796人が脚気で死んでいます。

　脚気は結核と並んで2大国民病とされていました。軍隊においても驚くほど多くの将兵が脚気で戦線を離脱し戦力の低下を招いていました。またそれだけでなく驚くほど多くの将兵が脚気により病死しました。富国強兵政策を推進していた明治政府にとって脚気問題を解決することは大きな課題でした。

　このとき理論法則の構築を優先するドイツ医学を採用していた陸軍と臨床主体のイギリス医学を採用していた海軍との間には非常に対照的な対応がみられました。

　海軍ではイギリス医学を学んだ軍医高木兼寛の疫学的な検証により脚気は栄養のアンバランスが原因で起こる病で麦飯食が脚気防止に有効であることを実証しました。海軍は高木の進言を受け白米食を廃し代わりに麦飯食が実施されました。

　ドイツ医学を中心とする陸軍の軍医らは（その中にはドイツのコッホ研究所帰りの文豪で知られる森鴎外〈森林太郎〉が決定を左右する要職にいました。）脚気は伝染病と独断し海軍の高木の研究結果を非科学的だと頭から否定しました。陸軍では依然として白米食が継続されました。

　その結果日清戦争、日露戦争では陸軍ではおびただしい数の脚気による病死者を出しました。これに対し海軍では脚気による病死者

は皆無に近く雲泥の差がありました。

海軍において脚気に対して画期的な成果をあげていましたがそれで脚気問題が解決されたことにはなりませんでした。それは日本医学界の主流は、理論法則の構築を優先するドイツ医学を範としていたため脚気に対する臨床的対応が遅れたのです。そのため海軍で素晴らしい実績をあげた後でも実に多くの国民、そして陸軍の将兵が脚気で死んでいったのです。脚気がほぼ制圧されたのは脚気に有効なビタミンB_1製剤が普及した1950年代でした。

もし日本の医学界が理論より生命を大切にしていたら何十万人もの命が救われたに違いありません。

11. 電磁波対策の問題

電磁波問題に関心を持ち始めた今から25年ほど前、私はサンフランシスコに住んでいました。電力会社からの月々の請求書に添えて写真０−１のような電磁波（EMF）と健康に関するリーフレットが入っていました。その概要は「（一般家庭レベルでの）電磁波が健康に悪影響があるといわれていますがそれが事実であるかどうかは現時点では結論は出ていません。しかしその影響をできるだけ少なくするために家電製品を使うときはできるだけ離れて使うように・・・」と説明されていました。

この電力会社の対応は非常によいものだと思います。これに対して日本ではコンピューターやスマホの電磁波が有害であるということは科学的に立証されていない、だから害があるということはない、というスタンスが多いのです。消費者も科学的に立証されていない、だから安心して使ってよい、と判断している人が多いのです。

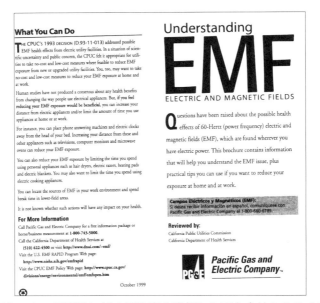

写真０－１　電磁波に対する注意を喚起した電力会社からのチラシ

　現在の時点で科学的に立証されていなくても将来電磁波の害が科学的に立証される可能性はあるのです。

12. 考えられる電磁波の害

　電磁波の害には次の３つの場合が考えられます。
①ある単一の電磁波がある強度で一定期間にわたって体に照射されたとき体の組織に組織的な変化などの悪影響をあたえる。⇒これは科学的な研究で確かめることが可能です。
②電磁波が体のエネルギー系に与える影響⇒指パワーテストで判別できますが、指パワーテストおよび経絡などのエネルギー系のいずれも科学的に把握されていないのでこれは科学的な研究では把握で

序章　あたらしい時代の健康創造

きません。

③他要因と組み合わされた場合の害

　多くの犯罪では単独犯は比較的少なく悪党が徒党をくみ悪事をはたらく複数犯のことが大半です。がんなどの原因ではいろいろな要素の単独原因を想定した検証はなされていますが、複数の要因の組み合わせは天文学的な数字となってしまうので検証はできません。

　ある原因候補が単独ではシロでも他の原因候補と組み合った場合クロとなる可能性を否定することはできません。

　このように電磁波の害はそのほんの一部が科学的に把握できるものですので、科学的に害が立証されていないから安全であるとはいえないのです。

　刑法の場合は「疑わしきは罰せず」ですが電磁波やがん対策の場合「疑わしきは対策を」というスタンスが望ましいのです。

13.　電磁波もキレイにすれば安心

　電磁波は体に害があるといってその対策に電磁波を吸収する素材を用いて電磁波問題を解決しようとするアプローチが考えられます。そうした考えにもとづいた電磁波対策グッズが多くみられます。しかしそれは泳げないアヒルが川をわたるために川の水をなくせばいいんだ、と考え川の水を飲むようなものです。

　電磁波の害をエネルギーの立場からいろいろ検証した結果、エネルギーチェックで確認できる電磁波の悪影響は電磁波をクリーンにすれば消去できる、ということです。

　水は生命には必須の物質ですが、有毒物質が混入し汚染されてしまうと有害な水となってしまいます。汚染された水も浄水処理をし

25

て汚染物質を除去すれば無害とすることができます。

　空気は生命には必須の物質ですが、有毒物質が混入し汚染されてしまうと有害な空気となってしまいますが、空気清浄器で処理して汚染物質を除去すれば無害となります。

　電磁波も同じことが言えます。電気の中に混入しているネガティブな波動を処理してキレイな電気にすれば害がなくなるのです。本書では電気の中に混入しているネガティブな波動を処理してキレイな電気にすることを以後「浄電」という用語を用いることにします。

14. 運気をよくするには

　電磁波の悪い影響を受けるとからだのエネルギーの流れが悪くなり心身のトラブルの原因となります。電磁波の悪影響が強いときには逆転現象を起こしてしまいます。逆転現象は潜在意識の逆作動であり、逆転現象が起こると全ての面で負のスパイラルに陥ってしまいます。他の言葉でいうと「運気が悪くなる」ということです。第5章ではいろいろなテクニックを使って運気をよくする方法などを紹介します。

　とくに興味ある方法は潜在意識に効率よく働きかけ願望実現を助ける通天装置という器具を用いる方法です。また魅力をアップして強運を掴む方法も紹介します。

　ただコンピューターやスマホ、電気器具の電磁波による悪影響をなくすだけでなく手軽なエネルギー療法を活用してからだと環境のエネルギー改善の方法を第5章で紹介します。

序章　あたらしい時代の健康創造

15.　人身具有大薬

　中国では「人身具有大薬」という言葉が伝えられています。これは人体内には偉大な効果を持つ薬を産出する仕組みをもっているという意味です。

　最近の医学の研究で視床下部で産出されるオキシトシンというホルモンこそこの大薬（偉大な効力をもつ薬）だということが分かってきました。

　他人の病気の平癒を祈れば祈った本人の視床下部よりオキシトシンの分泌が増加します。オキシトシンは強力な抗ストレス作用があります。ストレスが解消されることによってストレスに弱い胸腺の機能が高まります。オキシトシンは諸悪の元凶といえる逆転現象を消去しエネルギーの流れを良くし感性能力を高める効用があります。

　その他オキシトシンは実に多彩な効果があります。第6章ではこのオキシトシンの活用法などについて説明します。

16.　エネルギーチェックに指パワーテストを用いる

　エネルギーの状態をチェックするにはアプライドキネシオロジーの筋力テストやOリングテストなどが一般的ですが本書ではエネルギーの変化がレベル的に判別できる指パワーテストを用いることにします。既にOリングテストを修得されている方はOリングテストを用いても問題ありません。

　指パワーテストの方法はOリングテストとよく似ています。Oリングテストでは指が開く（open）か開かない（close）かがポイント

27

となりますが、指パワーテストではどの指の組み合わせで開かなくなるかがポイントとなります。この指パワーテストを用いればエネルギーの強さの変化をレベルの変化として把握できます。

　指の力の強さの程度を次の5つのレベルに区分します。

レベル1⇒親指と人さし指・中指の組み合わせでは開かないが、次のレベル2の組み合わせでは開いてしまう。

レベル2⇒親指と人さし指の組み合わせでは開かないが、次のレベル3の組み合わせでは開いてしまう。

レベル3⇒親指と中指の組み合わせでは開かないが、次のレベル4の組み合わせでは開いてしまう。

レベル4⇒親指と薬指の組み合わせでは開かないが、次のレベル5の組み合わせでは開いてしまう。

レベル5⇒親指と小指の組み合わせで開かなくなる。

　レベルの数字が多くなっていくのを指パワーアップ、少なくなっていくのを指パワーダウンと呼ぶことにします。このレベルを用いることによってエネルギーがどれだけアップしたか、ダウンしたかを把握することができます。例えば最初レベル2だったのが各種のテクニックを重ねるに従いレベル3、レベル4へと変化していくといったことが判別できます。

第1章

コンピューター・スマホと
メンタルヘルス

1. 街で気になること

　通勤などで地下鉄に乗ると以前は新聞や文庫本などを手にした人が多く見かけました。しかし最近はそうした人は珍しくなりました。ほとんどの人がスマホを片手に画面に見入っています。それを見て私は、「きっとこの人は職場でも常にコンピューターを前にして仕事をしているのでは、きっと逆転現象を起こし万事が裏目にでているのでは？？」と思ってしまいます。

　最近私たちのグループではコンピューターやスマホの電磁波の影響についていろいろ検討を重ねてきました。その結果コンピューターやスマホの電磁波の影響が精神病の増加と関係しているのではないかという疑いが浮上してきました。

2. 四大疾患に精神病が加わり五大疾患に

　人類を長いあいだ苦しめていた多くの伝染病は現代医学の研究の成果である薬物等でその多くが制圧されました。しかし依然として多くの人が病気を患っています。その主となるのががん、脳卒中、急性心筋梗塞、糖尿病の四大疾病でした。厚労省は2013年度から

29

この四大疾患に精神疾患を加え五大疾患としています。これら現代人を悩ましている病気は精神病を含めてストレスが大きく関与しています。コンピューター・スマホ由来のストレスは俗にテクノストレスと総称されていますがその内容は主に次のものが考えられます。

①非人間的なコンピューター作業のストレス－AIの急激な発達でコンピューターを「使う⇒使われる」の逆転で非人間的な作業が強いられる労働環境

②常にディスプレイを見続けるという視覚的ストレス

③コンピューター・スマホからの電磁波によるストレス

　本章では③に関係した精神病との関連の可能性について述べてみたいと思います。

3. メンタルな異常が表れる顔面のツボ

　針灸医学では心身の異常はすべて体表部に何らかの反応として現われ、その反応に対して的確な刺激を加えると異常を正すことができるとしています。

　メンタルなトラブルは顔面部に表情の異常やエネルギーの異常として現われます。アメリカで開発されたTFT（思考場療法）やEFTはアファメーションを唱えながら顔面部のツボにタッピングを加えることで多くのメンタルなトラブルに効果をあげています。

　精神のアンバランスは顔面部の次の部位（経穴）にエネルギーバランスの崩れとして現われる傾向があります。

①欲求不満－口角部（地倉）

②言いたいことが言えない－鼻唇溝（水溝）

③自意識過剰 – 鼻部（素髎）
④悲 – 眼の下方（四白）
⑤怒 – 眼の外方（瞳子髎）
⑥不安 – 眉間部（印堂）
⑦関連不明 – 額部

　これら7つの部位を指パワーテストなどでチェックします。もし異常があれば図1-1で示す色をイメージしながらタッピングを加えるとエネルギー異常を正すことができます。

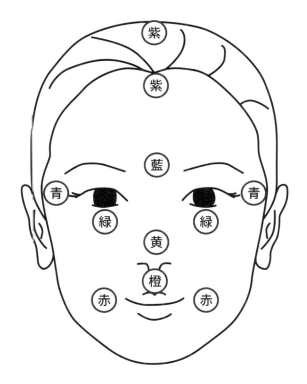

図1-1　顔の主要なツボと対応する色

4. メンタルトラブルと顔面のエネルギーパターン

　病気のとき体表に圧痛などいろいろな反応として現われますがメンタルなトラブルの場合その反応は顔面部と頭部に現われます。

　エネルギーが正常な人では何も条件を与えないブランクで手のひらを顔面から数センチ離れたところにかざして指パワーテストをすると指パワーダウンは起こりません。また手のひらを頭の上数センチのところにかざして指パワーテストをしても指パワーダウンは起こりません。ところが何かネガティブなことをイメージさせたとき指パワーテストをすると手を顔面にかざしたときも頭にかざしたときも指パワーダウンが起こってしまいます。正常な人ではネガティブなことをイメージしたときに顔面部と頭部のエネルギーバランスがくずれて指パワーダウンが起こります。

　同様の方法でメンタルなトラブルをもっている人でチェックすると何も条件を与えてない場合でも顔面部および頭部に手をかざして指パワーテストをすると指パワーダウンが起こってしまいます。

　エネルギーが正常な人で今度はコンピューターあるいはスマホを扱っている状態で何もイメージしていない場合で指パワーテストをしてみると顔面部、頭部に手のひらをかざしたときのいずれでも指パワーダウンが起こってしまいます。正常な人がコンピューターやスマホを扱っている間は顔面部、頭部のエネルギーパターンがメンタルなトラブルをもっている人と同じになるのです。

5. コンピューター・スマホの電磁波が頚動脈の血流に悪影響を与える

　どうしてコンピューターやスマホに向かうと顔面と頭部のエネルギーのバランスが崩れるかいろいろと検証してみました。そこで判明したことはコンピューターやスマホの電磁波が総頚動脈の分岐部にある敏感なセンサーに悪影響を与えることによって顔面、頭部のエネルギーバランスが崩れるのです。総頚動脈が内頚動脈と外頚動脈に分岐する部位はのどぼとけの外方で動脈の拍動を感じる部位で、そこには頚動脈洞、頚動脈小体という非常に敏感なセンサーがあり脳や顔面部への血液配分や循環のコントロールに関与しています。

　試しにコンピューターやスマホに近づいたとき名刺サイズの鉛のプレートを総頚動脈分岐部に当てて頭部と顔面部をチェックするとエネルギーの崩れが起こらないのです。また顎を頚部に密着させてチェックしても頭部と顔面部のエネルギーの崩れが起こらないのです。顎を頚部に密着させると体表近くの頚動脈部が体で護られ深部にあるのと同じ状況となるからです。電磁波は体表近くの器官では皮膚などであまり減衰されずに影響を与えますが、深部の器官では体組織に吸収されたりして減衰し影響が少なくなります。

　エネルギーが正常な人で何も条件を与えないブランクの状態で一方の指先を頚動脈拍動部に当て指パワーテストをすると指パワーダウンは起こりません。しかし何かネガティブなことをイメージしたとき同じようにチェックすると指パワーダウンが起こってしまいます。このことは精神的なストレスによっても頚動脈の血行の変動が起こることを示しています。

6. 頚動脈の血液循環

　神様が生命体を設計したとき、繊細で生命にとって重要な働きをしている器官、組織は外部からの悪影響の少ない体の深部に設けました。初期の脊椎動物では脳への血液供給は安全な体の最深部をいく椎骨動脈を介して主に行われました。椎骨動脈は安全なルートですが、その後の脳進化に対応して大規模に拡張できませんでした。脳は非常に多くの血液供給を必要とするシステムです。わずか1.5kgにみたないほどの脳は心臓から拍出される血液の20％弱を必要としているのです。そこで脳進化に伴い脳への新しい血液補給ルートが必要となったのです。そこであまり安全とはいえない表在のルートである総頚動脈経由の新ルートが開発発展されていくことになったのです。

　総頚動脈は主に深部の脳への血液循環を担う内頚動脈と浅部の頭部・顔面部への血液供給を担う外頚動脈に分かれています。この分岐部は針灸では重要なツボである人迎にあたります。

　総頚動脈の分岐部と内頚動脈の開始部分には血圧調整センサーである頚動脈洞が、総頚動脈の分岐部の後側には化学受容器である頚動脈小体というセンサーが備わっています。頚動脈洞と頚動脈小体は複雑な脳の血液循環調整に重要な役割を果たしている部分です。この重要部がうまく機能しないと血流配分が具合よく行われなくなるので脳の働きに大きな影響を与えると考えられます。

　このデリケートで重要な部が外部からの影響を受けやすい体表近くにあるということは人体システムの弱点といえます。センサーの働きは恐らく繊細な電気的装置で電磁波に対して大きな影響を受けていると思われます。とくに高い周波数で作動するコンピューター

第 1 章　コンピューター・スマホとメンタルヘルス

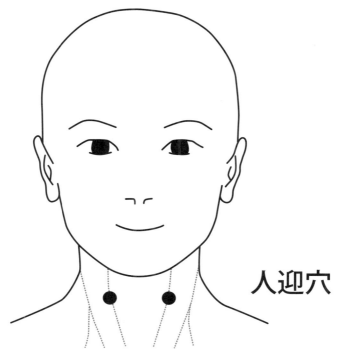

図 1 − 2　人迎（じんげい）の位置

やスマホからの電磁波はエネルギーも強く注意が必要です。

7．陽明胃経と精神病

　総頸動脈が内・外頸動脈に分岐する部位は針灸のツボで人迎（じんげい）にあたります。人迎は足の陽明胃経に所属するツボです。

　針灸学にとってバイブルともいえる世界最古の医書である『黄帝内経（こうていないけい）』には陽明胃経の異常によってメンタルな症状が発現するという非常に興味ある記述があります。

「足陽明胃経が外邪に犯されて病むと、通常これを、胃の是動病という。この病変は、水をかけられたようにがたがたとふるえ、よく呻き、よくあくびをして、額が黒くなる。そして、発作のときは他人に会ったり、火を見たりすることを嫌い、木器の発する音をおそれ、落ちつきを失ってひとりで部屋にとじこもろうとする。さらにひどいときは、高いところに登って歌ったり、衣服を脱いで走り出したりし、腹がはってまた腹が鳴る。これは骭厥であって脛が冷える。」(『新釈黄帝内経 霊枢』小曽戸丈夫著／たにぐち書店／p149)

この記述からいわゆる双極性障害（躁鬱）のような症状が陽明胃経の病として扱われています。

ネガティブなイメージをすると顔面部と頭の深部のエネルギーバランスがくずれますが同時に頸動脈分岐部（人迎）の部位のエネルギーバランスもくずれます。また頸動脈分岐部（人迎）はコンピューターやスマホの電磁波によっても容易にそのエネルギーバランスをくずします。

総頸動脈の内頸動脈と外頸動脈の分岐部が異常となり内・外頸動脈への血液の配分が適切でなくなるとトラブルを起こす原因となってしまいます。脳への血液は多すぎても少なすぎてもトラブルを生じます。脳への血液供給が過多になると脳はハイパーとなり躁状態になり、血液供給が不足するとハイポとなり鬱状態になるという可能性も考えられます。

第 1 章　コンピューター・スマホとメンタルヘルス

8.　どうしてコンピューターやスマホによって
　メンタル・トラブルを起こしやすくなるのか

　頚動脈の分岐部は非常に繊細な働きをしているところです。精神的ストレスや電磁波ストレスの影響を強くうけることによって失調しやすい特性があります。

　コンピューターやスマホによって単にその電磁波ストレスだけでなく様々な精神的ストレスも加わります。

　私たちはある一定の量のストレスに対して対処できます。しかしストレスの総量が限界を超えると心身にトラブルを発症してしまいます。例えばコンピューターの無かった時代ではストレス量が100を超えると破綻を生じ心身にトラブルが起こっていたとします。もしコンピューターを使用するようになりコンピューター関係の精神的ストレス、電磁波ストレスの合計が仮に50になってしまうと、従来の半分のストレスが50加わると限界になって心身のトラブルを発症してしまうことになるのです。

　コンピューターやスマホを扱うことは本人はあまりストレスを感じていなくても非常に不自然なことなので想像以上のストレスがありその影響も大きいのでその対策が必須です。

9.　コンピューターやスマホを多く扱う人の
　メンタルヘルス対策

　コンピューターやスマホの電磁波の悪影響は感覚的にですが、かなり強いようです。この悪影響をうまく処理できればメンタルヘルスに大いに役立つものと思われます。

37

市場にはスマホやケイタイの電磁波問題を解決するという宣伝文句で多くのグッズが出ています。しかしそれらのグッズをつけたコンピューターやスマホを使っている状態で頸動脈部に指を当て指パワーテストをすると多くのグッズでは指パワーダウンが起こってしまいます。そうしたグッズを選ぶには同様のチェックで指パワーアップが起こるものを選ぶことにしましょう。

　第3章で紹介している家庭用電源の悪影響を消去する浄電装置のミニタイプとしてコンピューター・スマホ用を開発して試したところ、頸動脈部やその他、胸腺、眼部、乳房、男性生殖器など電磁波に敏感な部位への悪影響を消去するのに有効でした。その浄電装置はただコンピューターやスマホや身近でよく使う電気器具に貼付固定するだけのものです。

　自分のコンピューターやスマホに浄電装置を貼付しても近くで他人がスマホなどを使うと悪影響を受けてしまいます。対策としては体のエネルギーを整え強力にするカードを身に付けていると安心です。浄電装置とカードを同時に併用するのが最も望ましいです。

　コンピューターやスマホを頻繁に使用している人の中には一般の人以上に家庭用電気に敏感な人が多いようです。チェック方法として最初に頸動脈部に指先を当て顎を頸部に密着させて指パワーテストをします。指の力をよく覚えておきます。ついで普通の姿勢で指先を頸動脈部に当て指パワーテストをします。もし指パワーダウンが起こってしまうようならその人は家庭用電気にも敏感ということになります。家庭用電源にも浄電装置をつけるのが万全です。

　さらに頸動脈拍動部（人迎）に経穴の機能を高めるクリームを塗布する方法や第5章で紹介しているからだのオーラを強く美しくする方法もおすすめです。

10. コンピューター作業と眼精疲労、脳疲労

　コンピューター作業には眼精疲労、脳疲労の問題がつきものです。これには色々な要因が関係しており、それぞれの要因から様々な対策がなされてきました。主なものには次のようなものがあります。

①長時間にわたる単純継続作業⇒一点を凝視し単純な重複作業は非常にアンバランスなもので疲労を起こしやすい。対策として一定時間ごとに休息をとるようにする。

②同一姿勢の作業⇒できるだけ体に良い姿勢を保持できるよう人間工学的に優れた机、椅子、オフィス機器を選ぶようにする。

③ブルーライト対策⇒可視光線の中で最もエネルギーが強く、眼への負担の大きい青色光（380〜495ナノメートル）を少なくすると眼への負担が軽減されます。コンピューターの初期設定やブルーライトカットメガネの着用が広く用いられています。

　以上が現在主に行われているコンピューター作業に伴う眼精疲労対策です。しかしこれらの対策は有効かもしれませんが、最も根本的な問題解決が含まれていません。コンピューター作業による眼精疲労、脳疲労の根本原因はコンピューターからの電磁波の悪影響で頚動脈の血液循環がアンバランスとなることです。

　内頚動脈からは眼の働きをサポートする眼動脈が枝分かれしています。脳の働きは内頚動脈からの血液に大きく依存しています。

　コンピューター用の浄電装置を用いれば頚動脈への悪影響が起こらなくなり作業能率の向上が期待できます。実際試用した多くの人から以前より眼が楽だとのコメントを頂きました。

11. デジタル認知症のリスク

　2017年2月27日の『時事メディカル　電子版』のタイトル「過度なスマホ依存で脳機能低下　＝デジタル認知症」の記事で冒頭次のように述べられています。

　——スマートフォンが手放せず、寝る時間も惜しんでゲームやSNS（インターネット交流サイト）に没頭する過度のスマホ依存は、言語障害や記憶力低下などを伴うデジタル認知症につながるという。「アルコールへの依存が脳に悪影響を及ぼすように、夢中になり過ぎると認知症に近い症状を起こすことがあります」と成城墨岡クリニック（東京都世田谷区）の墨岡孝院長は警告する。——

　同記事では脳細胞が損傷されるリスクにも触れています。尚、デジタル認知症という言葉はドイツの精神科医マンフレッド・スピッツァーの著書のタイトルに由来したものだそうです。デジタル認知症についてはネットで多くの情報が得られますので調べてみてください。

12. 美容上の悪影響

　女性が美容上最も気にするのが顔面のお肌の状態です。顔面のお肌は主に外頸動脈、一部は内頸動脈によって潤されています。そのため外・内頸動脈の血液循環のバランスが崩れるとお肌にダイレクトに悪い影響が及びます。

　指パワーテストで魅力の強さを指パワーのレベルで判別することができます。体の近くにコンピューターやスマホがないときは非常に強かった指パワーレベルもコンピューターやスマホが近くになる

第 1 章　コンピューター・スマホとメンタルヘルス

につれ指パワーは次第に弱くなり、至近距離では指パワーレベルは
ひどくダウンしてしまいます。コンピューター用の浄電装置を使う
とお肌の血液循環のアンバランスを起こす悪影響がなくなり美容上
おおいにプラスとなります。勤務中ずっとコンピューターの前にい
る方ならその違いを肌で感じることができます。

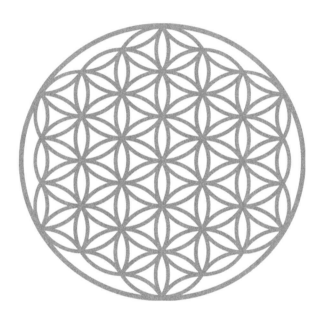

第**2**章

コンピューター・スマホと免疫系

1．3.5人にひとりはがんで死んでいる

　厚労省の「2015年人口動態統計月報年報」によると2015年の日本の死亡数は129万人で死亡数の死因順位の一位はがんで37万131人でした。このことは実に3.5人に1人ががんでなくなっていることになります。2位は心疾患、3位は肺炎、4位は脳血管疾患となっています。

　がん登録統計によると、

①がんの死亡数と罹患数は、人口の高齢化を主な要因として、ともに増加し続けています。

②人口の高齢化の影響を除いた年齢調整率で見ると、がんの死亡は1990年代半ばをピークに減少、罹患は1980年代以降増加しています。

③がんの生存率は多くの部位で上昇傾向にあります。

　がんで死ぬ人、がんに罹り闘病生活の人、がんと闘いながら仕事を継続している人などがんと係わり合いをもっている人が非常に多くなり、今やがん対策は誰でも真剣に取り組まなければならないものとなってきました。

　加齢により免疫力が低下する一方がんのもととなる複製不完全な

43

細胞の産出が増加します。そのため高齢になるほどがんのリスクは高まります。問題なのは若い人でもがんになる人が目立つことです。

2. がん発生のメカニズム

　私たちの身体は約60兆個の細胞から構成されています。身体の部分や組織によって異なりますが細胞には寿命があり常に旧い細胞は死滅し新たに複製された細胞に置き換えられています。

　体内では毎日無数の細胞が新たに複製されています。そのなかにはごく少数ですが活性酸素による細胞損傷や複製ミスによる不完全な欠陥細胞もできてしまいます。この欠陥細胞のなかに増殖してがんになってしまうものもあるのです。このようながんの種となるような欠陥細胞が誰の体でも毎日数千個出来てしまうそうです。でも安心してください。がんのもととなる欠陥細胞は体内の監視免疫システムによって発見され次第ただちに抹殺処分されているのです。こうした体内の監視免疫システムのセンターは胸の中央の少し上にある胸腺です。

　胸腺の働きが活発であればがんの元となる欠陥細胞はひとつ残らず抹殺処分されるようになっています。しかし現実はほぼ全ての人で程度の差こそあれ胸腺が本来のレベルではなく抑えられた低レベルの状態にあることです。このことは指パワーテストなどを用いて胸腺の活動レベルをチェックすることによって確認することができます。ほぼ全ての人で胸腺が不活性だということは胸腺がもっている能力を十分に出し切っていないのです。胸腺の機能低下により花粉症、アレルギー性喘息、アトピー性皮膚炎、多くの自己免疫疾患などの患者が近年激増していることと関連しているように思われます。

3. がんは複数の要因で発症することが多い

　胸腺の働きが低下すると免疫力が低下しがんになるリスクが高くなります。胸腺の働きが低下する原因は複数の要因が総合され起こります。

　胸腺に関してかなり詳しく論述している『健康への鍵をみつけた－行動キネシオロジーのすすめ』(1983年／ジョン・ダイアモンド著／阿部 秀雄 翻訳)では図２－１のように胸腺は各種要因の影響を敏感に受けている器官であるとしています。

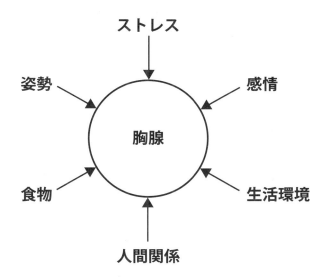

図２－１　各種要因の影響を敏感に受ける胸腺
(『健康への鍵をみつけた－行動キネシオロジーのすすめ』1983年)

①ストレス
②感情

③生活環境
④人間関係
⑤食物
⑥姿勢

　ひとりで犯罪行為をする単独犯より悪人が徒党を組み悪事を働く複数犯罪のほうがずっと多いように、単一の要因だけでがんになることは少なく複数の要因が重なりがんになることが多いと考えられます。ですから単一の要因だけを選び抜きがんを発症するかを実験すればがんになるリスクは低いという結果になることが多いと考えられます。ですから低いリスクだから影響はない安心だと考えるのは早計です。がんの発症では多くの要因が複雑に絡み合って起こることが多いと考えられます。胸腺の働きを弱めてしまうものは全てがんのリスクを高めるものと考え対策を講じるべきです。

4. 真のがん予防対策

　2017年4月13日のNHKのテレビニュースでがん対策基本計画の素案が示されました。その中で予防の項目で第一に「がん検診」50％を数値目標とするというのです。がんの予防として早期発見しかないのか、と誤解してはいけません。これは厚労省がお医者さんに対してがん予防として何ができるか？との問いに対して、「医者としては、予防として早期発見につとめることができる」という意味なのです。では厚労省が私たちに対して「がん予防としてあなた方は何ができますか？」と問われたらあなたはどう答えるかを考えてください。

　2011年にがん研究振興財団から公開された「がんを防ぐための新

第2章　コンピューター・スマホと免疫系

12カ条」は次の通りです。

①たばこは吸わない

②他人のたばこの煙をできるだけ避ける

③お酒はほどほどに

④バランスのとれた食生活を

⑤塩辛い食品は控えめに

⑥野菜や果物は不足にならないように

⑦適度に運動

⑧適切な体重維持

⑨ウイルスや細菌の感染予防と治療

⑩定期的ながん検診を

⑪身体の異常に気がついたら、すぐに受診を

⑫正しいがん情報でがんを知ることから

　がん発生のメカニズムを理解するとがんを防止するには免疫系の中心である胸腺の働きを活性化がその鍵となります。

　驚くことにわたしたちの胸腺はほとんどの人で本来のレベルで機能していません。なんによって胸腺が本来のレベルで機能していないかを指パワーテストなどを用いて発見し、胸腺が本来のレベルで機能できるようにしてあげることが必要です。

　次に進むまえに胸腺がいかに健康にとって大切であるかを簡単にまとめておきます。

5.　胸腺－免疫系の中心的器官

　免疫系の最重要な器官である胸腺は胸の中央より少し上の胸骨の裏に位置しています。胸腺の周辺からは内分泌腺である甲状腺や副

47

甲状腺もあるので、少し前までは胸腺も内分泌腺と考えられていました。胸腺という名称はそうした由縁を物語っています。また胸腺は成人になると萎縮してしまいその役目を終え無用のものとなると思われていました。胸腺が肥大すると気管を圧迫し喘息の原因となると誤解され胸腺摘出も行われた時代もありました。しかし最近になり胸腺は免疫の中心器官として生命維持に非常に大切な器官であることが分かってきました。胸腺は英語でThymusと表記します。胸腺由来の免疫細胞には胸腺の頭文字のTをとって、T細胞という名前になっています。

　人間の持つ自然治癒力の大部分は免疫の力に依存しています。免疫力には、外部から体に悪影響を与える細菌が侵入すると、素早く発見し、攻撃、壊滅させる働き、体内で変質した細胞を排除する働き、侵入した細菌を記憶する働き、侵入した細菌などを過剰に排除しないように調整する働き、また体内では細胞分裂によって常に大量の新しい細胞が作られています。その中には複製ミスによる不完全な細胞が毎日数千個できてしまいます。そうした不完全な細胞が増殖するとがんなどになり生命を脅かすことになります。そこでそれらが増殖する前に免疫システムによってすみやかに抹殺処理されます。こうしてがんになるのを防いでくれているのです。この免疫システムの中心となる器官が胸腺なのです。

6. 胸腺とストレス

　胸腺を中心とした免疫システムは非常に緻密で完璧といえるほどのものです。しかし胸腺はストレスに非常に弱いという弱点をもっています。不自然な環境での生活、不規則な生活、偏った食生活な

第2章　コンピューター・スマホと免疫系

どストレスの多い生活を続けていると免疫力は低下してしまいます。そうなるとがんをはじめとしたいろいろな病気になりやすくなります。従って胸腺を活性化させておくためには、ストレスを溜めこまないことが非常に大事です。

　中世・近世の人々の病気での死因の大多数は伝染病でした。現代では医学の進歩によって伝染病による死亡者は激減しました。伝染病に代わってストレスが原因で起こる疾患で死亡する人が病死の大多数を占めるようになりました。

　ストレスには物理的ストレス、化学的ストレス、精神的ストレスなど多くのものがあります。ストレス学説を提唱したハンス・セリエ博士は体にどのようなストレスが加えられても生体には次の3つの同様な変化が発生することを発見しました。

①副腎皮質の肥大

②胸腺、脾臓、リンパ節の萎縮、リンパ球の減少

③胃、十二指腸の出血や潰瘍

　副腎皮質から分泌される副腎皮質ホルモンは、炎症を抑えたり、抵抗力を高める働きをする一方でリンパ球細胞を破壊してしまうため、リンパ球を作り出す胸腺や脾臓を萎縮させてしまいます。言い換えればどんなストレスを受けても胸腺を中心とした免疫システムの働きが低下してしまうのです。このことはエネルギーチェック法で胸腺をチェックすることで検証できます。

　普通程度のストレスであれば生体に備わったフィードバック作用により、やがて副腎皮質ホルモンの分泌は抑制されます。そうなれば胸腺の働きも正常に復することができます。しかしストレスが長期間にわたって続くとそうした機転は効かず胸腺の働きが弱まり、様々な感染症にかかりやすくなったり、細胞の新陳代謝のプロセス

49

で発生した複製ミス細胞（がんの種）を壊滅することができなくなりがん細胞の増殖を防げなくなってしまうのです。

7. 胸腺とOリングテスト

　Oリングテストや指パワーテストを用いれば器具を用いなくてもエネルギーの異常部位を簡単に発見することができます。最初に何の条件も与えないブランクの状態で指パワーレベルを確認しておきます。次いでチェックする部位に人さし指の先を当て、もう一方の手の親指と他の指でO字環をつくりパートナーに引いてもらい指のパワーレベルを確認します。もしブランクの指パワーレベルより指パワーダウンとなってしまう場合は指を当てた部位にエネルギーの異常があることを示します。ブランクの場合と同じ指パワーレベルならその部位には異常がないことを示します。

　指パワーテストは異常部位では指パワーダウンとなり、正常部位では指パワーダウンが起こらないという極めて明快な原則です。

　指パワーテストとよく似ているOリングテストを紹介しているサイトの解説ではOリングが開かない部位がエネルギー正常で開いてしまうのは異常という原則ですが胸腺の部位だけは例外でOリングが開くのが正常でOリングが閉じるのが異常だとしているのです。たしかにほとんどの人で胸腺部に指を当ててチェックするとOリングは開いてしまいます。

　胸腺部位では原則が当てはまらず胸腺部位は極性が逆となるという解釈は誤りであると思います。誰でも胸腺でOリングが開いてしまうのは他の部位と同じように胸腺が異常と解釈すべきです。その証拠に胸腺は次の条件を与えるとOリングが開かなくなるのです。

50

第2章　コンピューター・スマホと免疫系

8. 胸腺が強くなる諸条件

　指先を胸腺の部位に当てOリングテストをする胸腺チェックでは次の条件下でOリングは開かなくなります。是非実際に試してください。

▶実験−胸腺チェックでOリングが開かなくなる条件

①胸腺タッピング−ひとさし指と中指の先で数十秒間軽く胸腺部にタッピングを続ける。

②他人のために祈る−知り合いの人の病気が治ることを祈ると脳内でのオキシトシンの分泌が増加します。オキシトシンは強力な抗ストレス作用をもっているのでストレスが解消されストレスに弱い胸腺が強くなると考えられます。

③トルコ石やプロポリスを身につける−胸腺はトルコ石やプロポリスの放つ波動に共振しその活動レベルを高めるとされています。指パワーテストを用いた胸腺チェックで実際に確認してください。

④人気のない大自然−電気のきていない人気のない大自然の環境で胸腺チェックをして確認してください。

　これらの実験から胸腺はOリングテストの原則が当てはまらない特別の部位ではないことが推察できます。

　胸腺をチェックするとOリングが開いてしまうのは、あまねく存在する何かの影響ではないかと推察しました。その「何か」を求めて検証した結果、浮上してきたのが家庭用電源からの電磁波でした。

　試しに名刺サイズの鉛のプレートを胸腺の前に当て胸腺部に指を当てOリングテストをするとOリングは開かなくなりました。

　Oリングテストが用いられている医療の現場ではほとんど例外な

51

く電気がきているところです。いろいろな検証のなかで人気のない大自然でも電気が来ているところでは電線の近くでは胸腺チェックでＯリングが開いてしまいました。これはたとえ電気を使ってなくても電位的に影響しＯリングテストに影響を与えていると考えられます。

　Ｏリングテストでは電気器具の近くですると影響を受けてテストが不正確となるので必ずスイッチを切ってＯリングテストをするように指導されています。問題は電気器具のスイッチを切っても部屋に電気が配線されていれば電位を生じＯリングテストに影響を与えていることです。そうしたレベルでの電位では胸腺以外のところでは大きな影響を受けませんが胸腺は非常に敏感でその活動レベルが低下してしまうのです。胸腺は他の部位とはちがい電磁波に特別に敏感な器官だからです。

9. 浄電すれば電磁波の害を低減できる

　環境に電磁波が充満しその結果ほとんどすべての人で胸腺の働きが低下しています。いわゆる電磁波汚染の問題をなんとか解決できないものか十数年かけ研究した結果次のことが判明しました。

　水汚染は水が悪いのではなく水に混入した汚染物質が水を有害なものにしています。水の汚染物質を取り除く浄水処理をすれば水を無害にすることができます。

　大気汚染も同じ、大気が悪いのではなく大気に混入した汚染物質が大気を有害なものにしています。空気清浄器で大気の汚染物質を取り除けば大気を無害にすることができます。

　電磁波汚染は電磁波が悪いのではなく電気に混入した汚染波動

52

（ネガティブ波動）が電磁波を有害なものにしているからです。電気の汚染波動を取り除く浄電処理をすれば電磁波の悪影響を低減化することができるのです。

10. コンピューターやスマホの電磁波の影響をチェックする

　胸腺は家庭用電気のような微弱な電磁波の影響でその働きを低下させてしまうほど非常に敏感な器官です。ですからコンピューターやスマホの電磁波の影響をチェックするにはまず第3章で紹介している浄電装置によって家庭用電気の影響を消去して実験を行うことにしました。

　最初にコンピューターあるいはスマホの電源を切り、被検者の感性の程度をチェックしておきます。感性の程度とは楽しいことをイメージし指パワーテストをしたときの指パワーのレベルと嫌なことをイメージしたときの指パワーのレベルの差が感性の程度の目安となります。

　楽しいことをイメージしたときには指パワーテストでの指パワーレベルが上がり、嫌なことをイメージしたときの指パワーテストでの指パワーレベルが低下します。そのレベル差が大きいほど感性が高いということにします。

　コンピューターあるいはスマホのスイッチを入れ、3m、2m、1m、0.5m、0.25mほど離れた位置およびキーボードに触れた状態で指パワーテストで感性の程度をチェックします。多くの人で実験をしてみたところかなりの個人差がありますが、距離を少なくするに従い感性が次第に低下し、差がなくなり、キーボードに触れた

53

場合感性の逆転現象が起こり楽しいことをイメージし指パワーテストをすると指パワーレベルが下がり嫌なことをイメージし指パワーテストをすると指パワーレベルが上がってしまいます。

針灸治療で気の流れをよくすると感性が高まり指パワーテストで感性のチェックをすると指パワーレベルの差が大きくなります。一般に健康度の高い人は感性が高く、不健康ですと指パワーレベルの差が非常に小さかったり、あるいは差がなかったり、逆転現象が認められます。このようなことから感性の程度と気の流れは相関関係があるようです。

第3章で紹介している浄電装置のコンピューター・スマホ用のものは貼付するだけでコンピューターやスマホの悪影響を低減する効果があります。また他人や近くの人のコンピューターやスマホからの電磁波の影響を低減するためにパワーカードをポケットに入れておくのが有効です。

11. 人の感性とT細胞の感性の相関

人間の体には、体外から侵入した異物や危険物質、変質した細胞から体を守るために免疫システムが備わっています。

免疫システムで重要なのは自己（身体の正常細胞）とそうでない非自己（がん細胞など）、体内に入り込んだ無害なものと有害なものを識別する能力です。T細胞はリンパ球の一種で、骨髄で産生された前駆細胞から胸腺（Thymus）で作られています。胸腺由来のT細胞は免疫システムのこの部分を担った重要な細胞です。いわばT細胞は優れた良いものと悪いものを判別する感性能力をもった細胞といえます。

第2章　コンピューター・スマホと免疫系

　電子が原子核の周囲をまわる姿は太陽系さらにはその上位の銀河系に似ています。このホログラフィックな関係は小宇宙である人体とそれを構成する細胞との間にも考えることができます。各細胞には人体全体のDNAをもっており全体を反映しています。人体にも「下なるものは上なるものの如し」という宇宙論理が働いていると考えられます。

　感性とは他からの教示なく良いものと悪いものを識別する能力ですが、ヒトの感性能力とT細胞の感性能力には相関関係があるものと思われます。ヒトの感性能力が優れていれば免疫細胞の識別能力も優れており、ヒトの感性能力が劣っていると免疫細胞の感性能力も劣るということです。これは推察の域を出ないことですが、次のようなことからその可能性は高いと思います。

①自然な環境のもとストレスが少ない生活では「気」の流れが良くなり感性がよくなる。

②不自然な環境のもとでストレスが多い生活では「気」の流れが悪くなり感性が悪くなる。

③「気」の流れを良くすると胸腺のエネルギーレベルは高まる。反対に「気」の流れが悪くなると胸腺のエネルギーレベルは低下してしまう。

④治療によって「気」の流れを良くすると感性が良くなり胸腺のエネルギーレベルが高まる。

　このようなただ結果のみを羅列して即理解、肯定することはできないと思いますが本書で紹介している多くの実験をして頂ければより理解できます。

　コンピューターやスマホで最も恐ろしいことは第4章で詳説している諸悪の元凶である逆転現象が起こってしまうことです。

12. コンピューターであふれる職場環境でのがんの多発

　サンフランシスコの針灸大学の付属クリニックに肝臓がんの患者
Ｎさんがおられました。Ｎさんはがんからくる背中の痛みに対して
針治療を受けていました。彼女はサンフランシスコの衣服メーカー
のＬ社のデザインルームで働いていました。聞くところによると
そのデザインルームで働いていた20数名の従業員のうち半数以上
の17人が次々とがんになりました。その原因がデザインルームに
多く置かれていた大画面のコンピューターなどからの電磁波ではな
いかと疑われました。そしてがんに罹った従業員たちが集団訴訟の
準備をしているということを聞きました。当時のコンピューターの
ディスプレイはブラウン管型のものでデザインルームは強い電磁波
に溢れていたと想像されます。

　がんの発生とコンピューターの電磁波との因果関係を証明するこ
とは非常に難しいものです。訴訟についてはその後どうなったかは
知りません。ただ私がそのことを知ってから数ヵ月後Ｌ社のデザイ
ンルームがあった建物は老朽化という理由で壊されたという新聞記
事をみました。Ｌ社が問題になるのを恐れ証拠隠滅のためとり壊し
たというもっぱらのうわさでした。

13. ハイテク関係従事者の多くが、がんに対して　　怖れを感じている

　私たちの身体にはがんにならないように優れた免疫システムが備
わっています。それにもかかわらず働き盛りの多くの若い人が次か
ら次へとがんになっているのは大問題です。アメリカではとりわけ

第2章　コンピューター・スマホと免疫系

ハイテク関係従事者の間でがんを非常に怖れている人が多いという新聞記事（**写真2-1**）をみかけましたが、これはハイテク関係従事者はコンピューターを非常に長時間操作するという労働環境であるため免疫系の機能低下、異常をきたしやすくがんになるリスクが高いことをハイテクワーカーの潜在意識は察知しているのではないかと推察します。潜在意識の認識が顕在意識にがんに対する怖れとして反映しているものではないかと思われます。

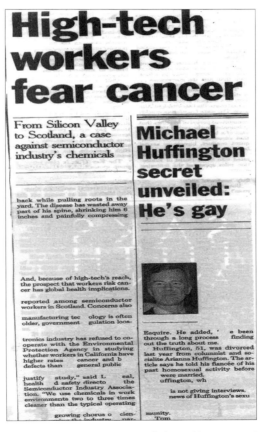

写真2-1　多くのハイテク関係従事者ががんを怖れているという新聞記事

14. 外と内から胸腺を活性化させよう

　免疫系で最重要な器官である胸腺が汚染された電磁波に非常に弱いという性質をもっていることは今までほとんど知られていませんでした。もちろんその対策がなされることはありませんでした。

　現代人は生まれてから死ぬまで浄電処理がされていない有害な電磁波環境で生活をしてきました。そのため胸腺が恒常的に弱くがんになるリスクを高めていた可能性があるのです。

　がん治療で同じ程度のがんでも治療によって治る人と治らない人がいますが、その差はその患者の胸腺の活性度にあると考えられます。どんながん治療を受ける場合でもその本人の胸腺の働きを強めることは非常に重要で結果に大きく影響します。

　汚染された電磁波が胸腺の働きを低下させてしまいます。そこで電気が供給されていない深山で脱電気の生活をすればがんになるリスクを少なくすることができます。また既にがんになってしまった人でもがん治療がより有効となり大変によいこととなります。しかしそのようなことは限られた人しかできないことです。

　汚染された水を浄水すれば無害な水となるように汚染された電磁波も浄電すれば胸腺に対する有害な影響を低減化することが簡単にできるのです。浄電装置を使うだけでこれまで慢性的に機能低下していた胸腺の働きが高められます。

　次に内からのアプローチで胸腺を強化するお金のかからない簡単な方法を紹介します。

　ヒトはきわめて長いあいだその生活はシンプルなもので特別にストレス対策など不必要でした。しかし現代人は環境の不自然さから来るストレス、社会が複雑化し過重な仕事からくるストレス、人間

58

関係などからくる精神的ストレスなど非常に多くのストレスを抱え
て生活しています。ストレスを上手に処理しなければ心身に多くの
トラブルをかかえてしまうことになります。胸腺はストレスに非常
に弱いのでがんを防止するうえでも効率のよいストレス対策は必須
のことです。

　中国の伝統的な考えに外丹と内丹という考え方があります。外丹
は漢方薬のように体外で作られる薬のことを指します。内丹は内丹
術によって体内で作られる薬です。内丹術は中国の伝統医学で奥義
の秘術として伝えられてきました。内丹術を習得することは非常に
困難だとされています。

　現代医学の発展によって優れた抗ストレス作用を持つ薬が体内で
作られることが発見されました。その薬の名前はオキシトシンで
す。現代の内丹薬といえるものです。オキシトシンの分泌を意図的
に増加させる方法はさして難しくありません。

　外は浄電装置を内はオキシトシンを活用し胸腺の働きを最大限に
活性化すれば非常に安価でがん予防に高い効果をあげることが期待
できます。オキシトシンについては第6章で詳しく説明します。

15. コンピューターやスマホのその他の部位への影響

　ネガティブな波動が混入した汚染された電磁波は頭部の血液循
環、免疫系の中心である胸腺の他に①眼、②男性生殖器、③乳房、
④皮膚などの器官に大きな影響を与えています。それぞれについて
簡単に説明します。

①眼－目を閉じ瞼に軽く指を当て指パワーテストをし指パワーレベ

ルを覚えておきます。次にコンピューター・スマホを体に近づけて同じように指パワーテストをすると指パワーレベルが下がってしまいます。ついで同じ位置でサングラスに鉛のプレートを貼ったのをかけて指パワーテストをすると先のような指パワーレベルの低下は起こりません。これは光ではなく電磁波が眼の活性度を落としていることを示しています。電磁波に敏感な人では家庭用電源の影響を受けていることがあります。

　目に異物が入るととても痛く忍者のメツブシや痴漢撃退に使うペパースプレーなど目にダメージを与えると全身的な能力が急激に低下します。原因不明の慢性疲労の原因が電磁波が目に影響して起こっていることがあります。対策としてはコンピューター・スマホに浄電装置をつけること、家庭用電源に浄電装置を用いること、パワーカードを身につけることなどです。

②**男性生殖器**－生殖に重要な精子を生成する精巣はもともとは卵巣のように骨盤内の深部の臓器でした。それが生後体表部に飛び出し薄い陰嚢におさまっているのです。精巣が非常に体表部にあるため体外からの電磁波の影響を大きく受けます。陰部を鉛プレートで覆い電磁波をシャットアウトした状態とシャットアウトしてない状態でコンピューターやスマホの影響を比べると驚くほどの差があります。子供に恵まれない夫婦が増えているようです。不妊症の原因の半数は男性側にあるといわれています。よく電車の中などでコンピューターを膝の上に置いて使っている人がいますが、恐ろしいことです。

　2017年7月27日にＡＦＰ＝時事配信のニュースに「欧米男性の精子数、40年で半減」とあった記事内で「過去に行われた研究件数

こそ少ないが、南米、アジア、アフリカなどでは、精子数の有意な減少はみられなかった。」という部分が気になります。

③乳房－指パワーテストでチェックすると乳房は電磁波に非常に敏感で大きな影響を受けていることを確認することができます。

　最初にコンピューターやスマホが近くにない状態で上腕部と乳房部に指をあて指パワーテストをし指パワーレベルを覚えておきます。次にコンピューターやスマホを使用しているくらいの距離で上腕部と乳房部に指をあて指パワーテストをします。多くの場合上腕部ではさほど指の力が弱くなりません。しかし乳房部では指パワーレベルは低下してしまいます。この実験から乳房部はコンピューターやスマホの影響を強く受けていることが判ります。同じテストを今度は胸部を鉛の板で覆い電磁波の影響を遮断して行うと乳房部での指パワーダウンは起こりません。このことで電磁波の影響で乳房に悪影響を与えていることがより確かに理解できます。

　スマホを使っている人ではとくに胸元が至近距離となるので電磁波に対する対策は絶対にしなければなりません。インターネットで検索ワードを「乳がん」、「スマホ」で調べるといろいろな情報が入手できます。

④皮膚－『皮膚は考える』岩波科学ライブラリーの著者、傳田光洋博士は皮膚には脳にある機能がすべてあり「皮膚は外脳である」と述べています。皮膚は非常にデリケートで繊細な器官ですので汚染された電磁波の影響を強く受けていると思われます。

　序章第６節で述べた「電気と生活の第二ステージ」は蛍光灯の使用によってもたらされと述べましたが、アトピー症の増加がみられ

ました。これも電磁波との関係で起こった現象ではないかと考えて
います。

第3章

浄電—電気のデトックス
家庭用電源は
　汚染により毒されている

1. ヒトは電気の海の底に住んでいる

　ヒトは電気の海の底に住んでいる生き物です。大気中には宇宙線より生成されるイオンが存在しています。これが空中に漂う直径 $10^{-6} \sim 10^{-3}$ cmのエアゾル（aerosol）という粒子に付着して大イオンが形成されています。この大イオンは大気の下層にいくほど多く存在しているために、季節、時刻、場所などによって多少変動しますが、晴天時の測定では、地表面付近の電場は 1 mにつき100ボルト、地上1000m上空のところでは 1 mにつき 2 ボルトという結果がでています。

　ある種の深海魚は夜間、浅層に移動するそうです。その際徐々に浮上しながら水圧の変化に身体をならしていきます。ですからなんの問題も起こりません。しかし漁師のつり針にかかりウインチで急速に引き上げられると水圧の変化に対応できず体が破裂してしまうそうです。

　私たちの身体でも、天気の変化、高低の移動にともなう大気の電気的環境の変化に応じ電気的な調整がうまくなされています。肺や皮膚を介し電気エネルギーが放散されたり吸収されたりしています。しかしもしこうした調整がうまくなされない場合にはいろいろ

63

な支障が生じることが予想されます。

　近年人類は電気を多く利用し、また空中には通信用の多くの電波が飛び交い私たちの住む電気的な環境は非常に汚染され不自然なものになってきました。海が汚染されるとそこに住む生物は大きな被害を受けます。私たちの住む電気の海が汚染によって毒されたら私たちは甚大な被害を受けてしまいます。しかしそれを認識している人はあまりいないのです。

2.　体の周囲には電気的性質をもった生命場が存在

　人体は宇宙の縮小体であるといわれています。天体である地球は電気の海がとりまいているように人体の周囲にも電気的性質をもった場が存在しています。

　古代インドのヨガ医学では体には目に見える粗大身体（物質的身体）とそのまわりに目には見えない微細身体（エネルギー身体）があると考えられています。（微細身体は生命エネルギー場、エーテル体、幽体、霊体、生命場、オーラなどともよばれています）そして東洋医学の「気」にあたるプラーナが微細身体と粗大身体との間を交流しているとされています。この交流点の大きなものが七大チャクラです。また小チャクラは全身に数多く散在しており針灸医学の経穴（ツボ）に相当します。

　空港の搭乗前に通過する金属探知センサーや世界最古の電子楽器「テルミン」はこのエネルギー身体の電気的性質を応用したものです。

　人体周囲の電気的な場は「生命の鋳型」のようなものです。この場に乱れが生じると肉体（物質的身体）に異常が生じます。多くの

第3章 浄電─電気のデトックス

エネルギー療法は人体周囲のエネルギー場を整え正常にすることにより心身のトラブルを治す方法です。

　人間は死ぬと肉体は滅びますが目に見えない体（霊体、幽体）は死滅せず永遠に存在し再び受肉し来世を経験するとされています。（霊魂不滅・輪廻転生の思想）

　西洋では幽霊は電気現象と理解されており敏感な電磁波メーターが幽霊探知器としてマニア向けに販売されています。

3. 地磁気にも敏感に反応する人体

　私たちの心身は空気中のイオンの変動による電気環境の変化に敏感に反応しています。気象の変動による気象病はその代表と考えられます。地磁気にも非常に敏感に反応しています。

　「古代中国では皇帝は北を背に坐したそうです。北を背にした姿勢では「気」の流れが最も円滑となり効率よくリラックスでき諸能力が高まるからです。漢字の「背」という字はこれらのことと関連しています。

　背を北にするとエネルギーの状態がよくなることを実験で確かめてみましょう。

　▶実験－地磁気の体への影響
①コンパスなどを用い南北の方向を確かめます。
②北を背にして指パワーテストをし指パワーのレベルを覚えておきます。
③次に南を背にして30秒ほどしてから、②と同じ要領で指パワーテストをし、力の変化を確かめ②と比較します。

65

北を背にした方が南を背にしたときよりも指に力が強く入ることを確認できたと思います。

　このような現象から古代中国の兵法では北斗七星を構成するひとつの星を「破軍星」といい、「破軍星の方向に向かって戦いを挑めば必ず負け、破軍星を背にして戦えば必ず勝つ」と言われていたのもこうした現象に由来しているのではないかと想像されます。

　電気のあるところには必ず磁場も形成されます。電気に囲まれた現代人の生活環境にも人工的な磁場が充満しており、これらが人体にどう影響しているか知りたくなります。

　同じような実験を北枕と南枕でした場合で指パワーテストで比較してください。指パワーテストの他に腹部の緊張の違いを較べてみてください、おそらく北枕の方が腹部がリラックスしていることを確認できると思います。

　北枕は安眠でき健康によいことがこの実験で裏付けられます。

　家庭用電気は周波数が50あるいは60Hzと低いのでエネルギー的には弱いものですが問題は1日24時間その影響下にあることです。電気を使っていなくても電気がきていることによって電界は生じており人体はその影響を受けているのです。

4.　人体は複雑な電気装置

　大自然ではさまざまな電磁気現象が起こっています。大自然の縮小体と考えられる私たちの身体でもさまざまな電磁気現象が起こっています。

　細胞は英語ではセル（cell）といい、電池も同じくセル（cell）です。1つ1つの細胞は細胞膜を介して一定の電位を保っています。

そして細胞の活動にともないこの電位が変動しています。こうして体内の細胞、組織、器官の活動にともない常に電気的特性に変化が生じ、これらが心電計、脳波計、筋電計などの医療機器によって探知され診断に応用されています。また脳を出入りする情報の大半は電気信号によって伝達されています。

私たちは呼吸によって酸素と同時に電気を帯びたイオン粒子も吸収し、これらは血液循環によって体内を循環します。

生体内部は、食物を摂り入れて消化する際、また酸素を細胞に採り入れる際に、様々な化学反応が必要であり、この化学反応には多くの電気現象が介在して行われています。このようなことから人体は複雑で大掛かりな電気装置であるといえます。人体内のこうした電気と関連した生体活動、生体調整、化学反応プロセスをサポートするためには健全な人体内・外の電気環境の確保が必須となります。

5. 電気とエネルギー（気）の性質の類似性

エネルギー（≒「気」）と電気は非常によく似た性質をもっており相互に影響しあっていると考えられます。このため人工的で不自然な電気に溢れた生活をしている現代人はこの点に留意し対策を講じないとエネルギー（≒「気」）の乱れから体のいろいろなトラブルを引き起こしてしまうリスクがあると考えられます。

空気や水が汚染され私たちの生活を脅かしているように私たちの使う電気は本来人体にはあまり悪影響を与えないものですが、ネガティブな波動が混入し汚染されされるとその性質が人体に免疫機能の低下などさまざまな悪影響を与えてしまいます。

汚染された水は浄水処理すれば安心して使えるようになります
し、大気汚染に対しては空気清浄機の使用で大気汚染によるリスク
を低くすることができます。私たちが使う電気の汚染に対しては電
気をデトックスする浄電処理をすればリスクを低くすることができ
ます。浄電すれば胸腺が活性化し免疫力を高めることができます。
そうすればがんへの対策の大きな力と期待できます。

　どのようなプロセスで浄電という考えに至ったかを紹介させて頂
きます。

6.　一般的に理解されている電磁波汚染とは

　電磁波が健康に悪影響を与えている可能性は世界保健機構
（WHO）も指摘しています。巷には「電磁波汚染」という言葉も用
いられています。一般に電磁波汚染は電磁波（＝汚染物）が環境を
汚染し健康等に害を及ぼしていると考えられています。こうした理
解を基本として巷にはいろいろな電磁波対策グッズが出ています。
それらの電磁波対策グッズは悪い電磁波を吸収して害を防ぐという
ものが大半です。そうしたグッズを検証するとかなりの問題点が浮
上してきます。有害な電磁波を吸収して無害化するなんて実際的に
はほとんど不可能に近いことです。そもそも電磁波自体を有害なも
のに決めつけている発想に疑問を持ちました。

　ある台所ガス器具の宣伝パンフレット（**写真3－1**）を目にしま
した。世界的な傾向として電磁波と健康被害に関する関心が高まっ
てきているようです。

　世界保健機構（WHO）は電磁波が人体に悪影響を及ぼしている
可能性が強いことを発表しています。これを受け世界各国では高圧

第3章 浄電―電気のデトックス

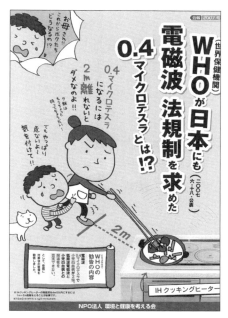

写真3－1　ある台所ガス器具の宣伝パンフレット

線の近くでの住宅建設、幼児・小児が長時間いる保育所や幼稚園の設置を認めないなどの規制をしている国もあります。新聞記事などや出版物などでも電磁波の有害性についても紹介されていますので、多くの人が電磁波に対して不安を抱いています。電磁波が体によくないという風潮が広がってきているようです。

7．一般的な電磁波対策の問題点の解決

電磁波に対する不安に乗じて電磁波の害を解消するという色々なグッズが市場に氾濫しています。ほとんどのグッズでは有害な電磁波を優れた電磁波吸収物質等で吸収することで問題解決をしようと

69

しています。

　そうしたグッズでは第三者検査機関による素材の電磁波吸収率が95パーセントであるというような宣伝文句を並べています。

　消費者はそのグッズを使うと電磁波が95パーセント処理され安全になるとひとり合点している人のよい方が多いようです。しかし問題はその95パーセントの分母が何であるかです。ひとり合点した人は取り付けた電機器具から出ている電磁波だとか体にふりかかる電磁波だという風に勝手に思い込んでしまっているのが多いようです。

　レーダ電波で検知されないステルス戦闘機では最先端の電磁波吸収物質を用いています。機体がレーダ電波を受けるとその吸収物質がレーダ波を吸収してしまいレーダ波が反射されることがないのでステルス機は検知されないのです。

　最先端の電磁波吸収素材はステルス機の一部に取り付けられているのではなく、機体の全ての表面がその素材で覆われているのです。これと同じように体にふりかかる電磁波を確実に消去しようとするなら全身を吸収素材で覆わなければなりません。もし覆われない部分があると電磁波はそこから侵入してしまいます。そうなると小泉八雲の「耳なし芳一」の話のようなものです。ハイテクの電磁波吸収素材を胸の中央に飾りのようにつけても駄目なのです。

　聡明な読者はもう第三者検査機関のデーターの分母が何であるかお判りだと思います。

　多くの電磁波対策グッズは電磁波の被曝量が若干少なくなりますが、頚動脈部の変化や諸悪の元凶ともいえる逆転現象が起こらなくなるのはほんの一部の製品で大半は期待される効果がありません。このことは簡単なチェック法で確かめることができます。

70

第3章 浄電─電気のデトックス

電磁波を物理的に全て吸収し環境に電磁波のない状態を作り出すことは現実生活では無理に近いことです。いろいろな試行錯誤を繰り返し得た結論は電磁波が人体に悪影響を与えるのは電気の中に混入したネガティブな波動によるということです。ネガティブな波動を処理すれば電磁波の悪影響は低減することができるのです。汚染された水を浄水処理すれば無害となるようにネガティブ波動によって汚染された電磁波を「浄電」すれば電磁波の悪影響をほぼ低減することができるのです。

電磁波が環境を汚染しているのではなく電磁波が汚染されて問題を起こしているのです。

8. 汚れた電気－新しい電磁波対策とその問題点

電磁波自体を悪者とするとその実際的な対策はほとんど不可能となります。そこでいろいろと試行錯誤を繰り返し至った結論が純粋な電気（電磁波）にネガティブな波動が混入すると電磁波が変性し悪者になってしまうことです。

私たちの使う電気が汚染されているという考えは私たち以外にはないかと調べてみました。すると「汚れた電気」をキーワードで『dirty electricity』というタイトルの本や汚れた電気をきれいにする製品が販売されていました。

この汚れた電気（dirty electricity）では一般家庭の電気が、コンピューター、スマホ、スマートメーター、高周波を発生する家庭電化機器から放出されている高周波が混入することによって汚染されているとの主張です。

電磁波のエネルギーは周波数が高くなるにつれより強力となりま

71

す。コンピューター作業での眼の疲れを低減するブルーライトカットのメガネが普及しています。このブルーライトカットのメガネの効用は眼への刺激の強い周波数の高いブルーライト光をカットし目への負担を軽くすることによって得られます。

　家庭用電気は50Hzあるいは60Hzとその周波数が低いのでエネルギー的に弱く身体への悪影響が少ないのに対して、コンピューターやスマホ、スマートメーターや一部の電化器具から放出される高周波の電磁波はエネルギーが強く人体に悪影響を与えます。その高周波が家庭用電源に混入し汚れることにより電気が有害なものとなってしまうというのです。そして製品として家庭用電源に混入している高周波の量を測定する器具と高周波を取り除くフィルターを使用することを奨めています。悪いものがどれだけ混入しているかをメーターで客観的に把握でき説得力があります。でも問題はたしかに家庭用電源から高周波を取り除いても多くの人で普段の生活でコンピューターやスマホなどからの悪いとされる高周波に長時間にわたる直接的影響を受けることが多いのです。この直接的悪影響には問題解決法がないのです。

　電気を汚し電気を悪者に変性させているのは高周波ではなく高周波電気にも混入するネガティブな波動です。ネガティブな波動が家庭用電源やコンピューターやスマホなどから放出される高周波に混入し問題を引き起こしているのです。浄電装置によってネガティブな波動を処理すれば家庭用電源、スマホなどからの高周波も悪影響を与えなくなります。このことは人間センサーで感知することができますが科学的器具では感知できないのです。将来科学が発達し科学的機器で感知されるようになるかもしれませんが現在の科学のレベルではできないのです。だからといって非科学的だと烙印をおし

第3章　浄電─電気のデトックス

てしまうのは考え物です。

　高周波を悪者にしてしまえば科学的に家庭用電気に混入した高周波を処理しフィルター等で取り除くことができますが、コンピューターやスマホからの直接的な高周波の問題は解決できません。

　電気を汚しているのは高周波の混入ではなく家庭用電源および高周波に混入したネガティブな波動なのです。高周波からもネガティブな波動を処理すれば高周波の人体への悪影響を低減することができるのです。悪者がネガティブな波動であるという確信にいたった経緯を述べておきたいと思います。

9.　浄電という発想のきっかけとなった実験

　電磁波問題に興味をもって最初のうちは電磁波が環境を汚染しているものと考えていました。しかし次に示すエピソードと関連した実験から問題は「電磁波が汚染されている」のではないかと思うようになりました。

　昔ある天皇が重い病になり宮廷医の治療では治せませんでした。そこで町で評判の医者を御所に招き天皇を診てもらうことになりました。評判の町医は身分が低かったので天皇の体を触ることは許されませんでした。そこで天皇の手首に糸を巻きつけ簾ごしに糸を町医のところまで伸ばしました。町医は糸を通して伝わる脈を診て処方をたてました。天皇は処方された薬を飲んで病気は治ったという話です。

　小学生だった頃、糸電話で遊んだことがあります。たしかに糸を介して音の波動は伝わりますが、そのためには糸がピーンと張っていなければなりません。またピーンと張っても途中で糸が何かに接

73

触すると振動が吸収されてしまい振動が伝わらなくなってしまいます。簾ごしに糸を使って脈の振動を伝えるということは非常に困難であると想像されます。もしこの伝承が真実だったら糸を通して伝わったのは脈の振動ではなく天皇の体の生命情報で町医者はその生命情報を診断に応用する能力をもっていたものと想像しました。そこで生命情報が糸を伝わるかどうかを検証しました。

▶実験－生命情報が糸を伝導する

　検証実験には「気」を通す性質をもつトルマリンを混入した繊維糸を使いました。トルマリン入りの糸が入手できない場合は「気」を伝えることができる良質の白い絹糸を使用するとよいと思います。予備実験は次の３人で行いました。

A⇒片手で糸を摘み、ポジティブあるいはネガティブなことをイメージする役。

B⇒Aから約５メートル離れAの摘んだ糸の他端を片手で持ち他方の手で指パワーテストを受ける役。

C⇒Aがイメージしたとき、Bの指パワーのレベルをチェックする役

①最初に実験の参加者A，B，Cに逆転現象がないことを確認します。

②AはネガティブかポジティブかをB，Cには告げずいずれかをイメージします。うまくイメージできたらB，Cに合図します。

③Aの合図を確認しCはBの指パワーレベルをチェックし指の力が強く指パワーレベルが上がるときはAはポジティブ、指パワーレベルが低下するのはAはネガティブなことをイメージしているというようにAがどちらをイメージしているかを推測します。

　こうして実験した結果、５メートルの糸を介して指パワーテスト

によってＡがポジティブなことをイメージしているかネガティブなことをイメージしているか判別することができました。

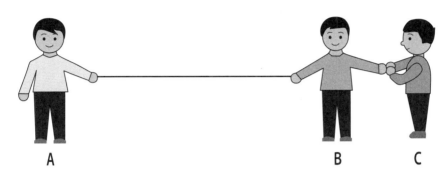

図３－１　予備実験の要領

予備実験では完璧にうまくいきました。しかし同じ実験を多くの傍観者の中で行うとうまくいきませんでした。なぜ予備実験では首尾よくいき、傍観者の多い本実験ではうまくいかなかったかその原因はわかりませんでした。その原因をいろいろ考察してみました。そこで最も妥当なのは傍観者から発するネガティブな波動が影響したのではないかという仮説でした。

▶実験－傍観者のネガティブな波動の影響を検証

そこで先の実験のＡ，Ｂ，Ｃの３人に加え４人目のＤを参加させ傍観者のネガティブな波動の影響を検証実験を行いました。Ｄの役割はＡとＢとの間のところで頭を糸に近づけ（接触は避ける）ネガティブなイメージをする役です。

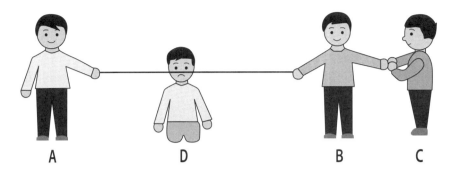

図3－2　傍観者のネガティブ波動の影響を検証実験

　この検証実験をして次のようなことが判明しました。Aがいくらポジティブなイメージをしても AとBの間でDがネガティブなイメージをするとBの指パワーテストで指パワーのレベル低下が起こってしまいました。このことからAのポジティブな波動が糸を伝導していてもそこにDの発するネガティブ波動が混入するとBの指パワーテストに反映してしまうのです。これはポジティブな情報が流れていてもそこにネガティブな波動が混入するとネガティブな波動がポジティブな波動を凌駕してしまうことを示唆します。

　今度はAがネガティブなイメージをし、Dがポジティブなイメージをするパターンで指パワーテストをすると指パワーダウンが起こってしまいます。この実験結果はポジティブな波動とネガティブな波動ではネガティブな波動の方が優位に作用することを示しています。

第3章 浄電―電気のデトックス

10. 電気をデトックスする浄電装置の開発

　電磁波をディトックスする浄電装置の開発に着手して割合と短期間で家庭用プロトタイプを完成することができました。プロトタイプの浄電装置を使えば電源からネガティブな波動を取り除き胸腺をパワーアップできました。また諸悪の元凶である逆転現象の発生を防止することができました。しかしプロトタイプの浄電装置は半年くらいで劣化し効果が半減してしまいました。より長期間効果の持続する浄電装置を追求しいろいろな試行錯誤を繰り返しました。優れたパフォーマンスを可能にしたのが特殊な鉱物の組み合わせとアロマオイルの使用でした。またアメリカの友人からの助言に従い無形的要素を加え満足できる浄電装置を完成することができました。

　浄電装置は無形的要素が含まれているため特許を取れませんし量産することができません。１個１個手作りのようにしかできないことが難点です。一般家庭用の他に店舗や病院、大きな施設等で用いることのできる業務用の浄電も開発しました。

11. 電気に混入したネガティブな波動が
逆転現象を起こす－浄電装置を用いての検証

　コンピューターや家電製品の使用によって起こる逆転現象は家庭用電源に混入したネガティブな波動が原因で起こることを実験で検証することができました。簡単な実験ですので是非実際に試して体で合点してください。

　すべての家電製品の使用で直ちに逆転現象が起こるわけではありません。家電製品の影響が少ないときは感性の低下あるいは指パ

ワーレベルの低下くらいで逆転現象は起こりません。逆転現象がよく起こるケースは家電製品を体の至近距離で使う場合です。例えば電気毛布、電気カーペット、電気アンカ、電気座布団、コンピューター、ヘアードライヤーなどがあげられます。例として電気カーペットの場合での実験を紹介します。

①まず検者、被検者とも感性が正常であるかをチェックします。エネルギーチェックで楽しいことをイメージしているときは筋肉の力が強く、嫌なことをイメージしているときは筋力が低下する正常反応であることを確認します。

②コンセントから電気をとりコードを伸ばした状態で電気カーペットのスイッチを入れます。電気カーペットの上に横になるか上に立っている状態で筋力テスト、Оリングテスト、指パワーテストなどのエネルギーチェックをしてください。ほとんどの場合逆転現象が確認されます。このとき検者が電気カーペットの上に乗っていると検者も逆転現象を起こしてしまい結果が不正確になってしまうので注意してください。（図3－3）

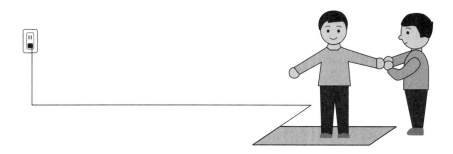

図3－3

第3章 浄電—電気のデトックス

③次に浄電装置をコンセント部分に正しくセットします。そして①と同じ要領でエネルギーチェックをしてください。逆転現象が起こらないことが確認できます。（図3－4）

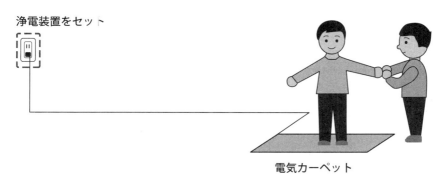

図3－4

③コンセント部分に浄電装置をセットした状態で感性の正常な人2人ほどでコンセントと電気カーペットの間のコードを握り何かネガティブなイメージをしてもらいます。そのあいだにエネルギーチェックをします。逆転現象が起こってしまうことが確認されます。（図3－5）

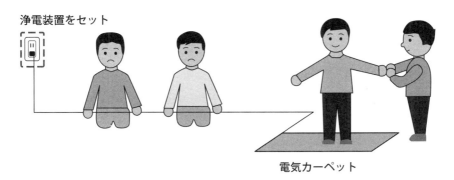

図3－5

④浄電装置をコンセント部から電気カーペットのコード接続部位に移し後は③と同じ条件でチェックしてみます。（図３－６）

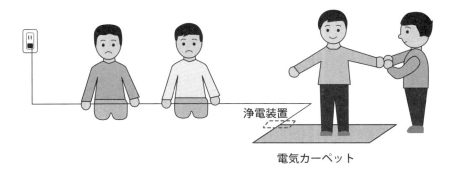

図３－６

　これらの実験から電気によって逆転現象が起こるのは電気の中に混入したネガティブな波動であることがわかります。問題はこうしたネガティブな波動はヒトのセンサーには反応しますが科学的測定機器で検知分別することができないことです。将来科学技術が進歩しこれが可能となることを期待します。

12. 浄電装置が普及すればがんの発生も少なくなるかも

　汚染された水を生活に用いたり、汚染された空気の場所で常に生活しているとやがてそれらが原因で病気になってしまいます。同じように汚染された電磁波は免疫系の中心である胸腺の働きを弱くしいろいろな病気やがんになるリスクを高めることが考えられます。
　河川の水源では水はきれいでそのまま飲むことができますが、下流に行くに従い種々雑多な粗雑物や汚染物質が混入してしまいます。そうした水はそのままでは飲めません。生活用水に用いるため

第3章　浄電─電気のデトックス

には浄水処理をしなければなりません。電気も水と同じように発電所で作られたばかりの電気は純で人体に逆転現象や胸腺の機能低下などの悪影響を起こしません。しかし送電経路で環境から種々雑多なネガティブな波動が混入することによって汚染され人体に逆転現象や胸腺の機能低下などを起こす有害なものに変性してしまいます。

　浄電装置を使用すれば免疫力の向上が期待されるだけでなく電気器具の使用による逆転現象も起こらなくなります。そうなると全ての面で良循環が形成されるようになります。次章で詳しく説明していますが逆転現象は諸悪の元凶です。逆転現象をなくせば心身の健康が得られるだけでなく人間関係がよくなり、さらには家族、社会、国を良くし、世界を良くすることができるのです。

　水や空気を汚染しているのは目に見える汚染物質です。私たちは目に見える汚染物質に対しては神経質でその対策にも力を入れます。しかし目には見えないエネルギーレベルの汚染には無知で無関心でありその対策をほとんど講じてきませんでした。中国古代に発達した風水の体系は環境のエネルギーレベルでの検討を試みた優れた体系ですが電気のなかった時代に構築された体系です。風水の叡智を活かすにはまず電気環境を改善したうえで活用しなければなりません。

　私たちの環境は見た目には非常に清潔なものに改善されましたが、目に見えないエネルギーレベルの汚染はとてもひどくなりました。一見清潔そうな場所も電線を介して外部から多くのネガティブな波動が入り込んでいます。そのため私たちの体の免疫システムの機能が低下してしまいがんなどの病気が増加しているのです。

　浄電装置ができるまで現代人は生まれてから死ぬまで汚染された

電磁波の影響で胸腺が弱くなりさまざまなトラブル発生の一要因となっていました。薬を使うこともなく免疫系のパワーをアップすることができるようになったのです。これは素晴らしいことです。

13. 浄電装置の使用

　ブレーカー用浄電装置のエネルギーの強い面を浄電したい電流が流れている方に向け固定します。ブレーカー部分で浄電してもそれ以降の家屋内の配線部分が環境からネガティブな波動を吸収するアンテナとなって環境からわずかのネガティブな波動を吸収してわずかですが人体に悪影響を与える可能性があります。病人の方などではより健康的な電磁波環境を確保するために室内のスイッチ部分や器具の接続部位などに浄電装置をとりつけるとより完全となります。指パワーテストを用いて最も効果的な取り付け場所を決めるのもよいでしょう。

　ホテルを利用するときは部屋の照明スイッチ部分に一時的にセロテープなどで固定して用いることができます。

　〔こんな効果も〕

　浄電装置をモニター使用してくださった方から次のような報告をいただきました。

①冷蔵庫などの運転音、電気器具からのノイズが少なくなった。

②部屋が快適に感じる。冬あたたかく、夏いくぶん涼しく感じる。

③疲れにくくなった。家族が皆元気になった。

④電気代が安くなった感じ－これには私は懐疑的でしたが、使用者の弁では電気の質がよくなったことにより電気器具の効率がよくなり電気代がすこし少なくなった、と思うとの意見がありました。

第3章　浄電─電気のデトックス

14. 浄電したうえで有用波動付加を

　テープレコーダーでは1本のテープで繰り返し何度も録音することができます。それは前に記録されている内容を消してブランクの状態にしてから録音ヘッドで新たな音源を記録しているからです。もし消磁ヘッドがうまく働かないとテープをリセットできず録音できません。

　これと同じように電源の中にネガティブな波動が混入しているところにポジティブな有用波動を加えても有用波動は不活性なものとなってしまいます。

　これと同じように浄電装置でネガティブな波動を処理して電気をピュアでブランクの状態にするとそこに体の特定の部分を活性化するような有用なポジティブな波動を付加させることができます。そうすると照明などを介して有用波動を人体に有効に作用させることができるようになります。

　胃がんで自宅で療養している方を例にして説明したいと思います。浄電装置を使っていないときは電源に混入したネガティブな波動の影響で免疫系の中心である胸腺の働きが低下しています。そこで浄電装置を使うようになると電源中のネガティブな波動が処理され胸腺の働きが高まります。しかしこれはあくまで胸腺が本来のレベルに復したことによります。そこにさらに有用波動付加装置を加えます。胃がんの方にはどんなポジティブな付加波動かよいかというと胸腺の働きをさらに高め、胃と関連する第3チャクラを強める波動を組み合わせるのがベストチョイスです。

　メインブレーカーに浄電装置を取り付け、寝室など多くの時間居住する部屋につながるサブブレーカーに胸腺と第3チャクラを強化

83

する有用波動付加装置をとりつけます。また有用波動付加装置を部屋を移動するつど壁面の照明スイッチにつけるのもよいと思います。

　この原理を応用するといろいろな状況にあった有用波動を付加することによって様々な効果を期待することができます。いろいろな状況で使える有用波動付加装置をカスタムメイドすることができます。浄電装置とこの波動付加装置を組み合わせによってその可能性は飛躍的に拡大されます。

15. 浄電装置と有用波動付加装置の併用による　　可能性の拡大

　古くから存在する聖地神社仏閣はその建立場所を選定するにあたり陰陽師がイヤシロチを選んでいたそうです。しかし古の創建当時はイヤシロチであったところも近年に電気が供給されるとケガレチに転じてしまっていることもあります。

　浄電装置と有用波動付加装置を用いることによってイヤシロチ化することができます。神社仏閣・ホテル・旅館、学校、工場・オフィス、農場、牧場、家畜の飼育場、病院などのエネルギー環境を整え快適なパワースポットにすることが可能です。浄電装置と有用波動付加装置の併用でどんな可能性があるかを略述したいと思います。

①神社・仏閣⇒建立時にはイヤシロチだった筈ですが近年に配電されると汚染された電磁波の影響でケガレチに転落しているのが現状です。浄電装置やその他のイヤシロチ化テクニックを活用すれば建立当時の荘厳な雰囲気を参拝者の潜在意識に深く感銘を与えること

が期待されます。

②ホテル・旅館等⇒場のエネルギーを高めると快適空間となり宿泊客の潜在意識につよい好印象を与えリピーター獲得に役立つと期待されます。

③学校⇒集中力・学習能力が高まり、イジメなどの問題解決にもプラスとなると期待されます。

④工場・オフィス⇒作業能力が向上し、疲れにくくよいアイデアや製品が生まれる快適な職場となることが期待されます。

⑤農場、牧場、家畜の飼育場⇒作物や家畜などが健康に生活でき、高付加価値の健康によい優秀な作物や食肉が得られることが期待されます。

⑥病院⇒元気な人が病院に見舞いに行くと体の具合が悪くなるということをよく聞きます。本来イヤシロチでなければいけない病院がケガレチである場合が多いのが現実です。病院を気持ちのよいパワースポット、スーパーイヤシロチに変えれば入院患者の回復も促進されると期待され来院者が病院に対してよい印象をもつようになることが期待されます。病院のリモデルの際に風水のテクニックを活用し好評を得ている施工業者を知っていますが、目に見えないエネルギー面での工夫がこれからの感性の時代に必要とされるところです。

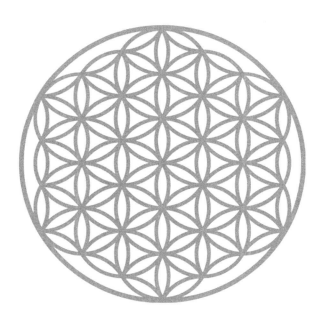

第4章

逆転現象－諸悪の元凶

1. 逆転現象とは

　普通私たちは楽しいことをイメージした時には気のめぐりがよくなり強い力が出ます。反対に嫌なことをイメージした時には気のめぐりが悪くなり強い力が出なくなります。このことは重いものを持ち上げたときの重量感覚を比べる方法や指パワーテストなどの方法を用いて容易に確認することができます。

　ところが何らかの原因で気の流れに逆転が起こると力の変化が逆になってしまいます。これを逆転現象と本書ではいうことにします。この逆転現象が起こると心身の調子が悪くなってしまいます。さらには人間関係をはじめ万事がうまくいかなくなってしまいます。

　私たちの願望を実現すべく潜在意識は昼夜休むことなく働いていますが、逆転現象が起こると潜在意識が逆作動し万事がうまくいかない結果となるようです。このことは本書で紹介する多くの実験をすることによって合点して頂けると思います。

　現代人の生活は非常に逆転現象を引き起こしやすい状況にあります。逆転現象を引き起こす主な原因として次の4つがありそれぞれに対策を講じることが必要です。

87

①コンピューターやスマホ、電気器具の無頓着な使用

②西洋医学の薬の服用、不自然度の高い食品の摂取

③不自然度の強い生活

④自我意識の過剰

　逆転現象で恐ろしいことは逆転現象が起こると潜在意識の誤作動が起こり多方面に多くの沈黙の害が及ぶことです。沈黙の害は誰も気付きません。それが時間をかけて結果として病気や事故、失敗、不運の形で表象化するのです。

2.　実験－逆転現象の有無をチェックする

　逆転現象を起こしているか否かは楽しいことをイメージしたときと嫌なことをイメージしたときで指パワーテストをし判別します。楽しいことをイメージしたときは指パワーレベルがアップし、嫌なことをイメージしてチェックしたときは指パワーのレベルダウンが起こるのが正常です。しかしこれが逆になってしまうと逆転現象が起こっていると考えます。

　ひとりでできるチェック法として先の2つの条件で身近にある重いものを持ち上げたときの感覚重量を比較してもできます。正常なら楽しいことをイメージして持ち上げたときには軽く感じ、嫌なことをイメージして持ち上げたときには重く感じます。しかしこれが逆になった場合は逆転現象があると考えます。逆転現象が認められない場合でも2つの条件で感覚差が非常にはっきりしている場合、あまりはっきりしていない場合、感覚差が認められない場合などがあります。これらは「気」の流れの良さ、感性の良さと関係しています。感覚差が大きければ大きいほど「気」の流れはよく感性も優

れていると考えられます。感覚差が得られない人は逆転現象予備軍のようなものです。そうした人は気の流れを悪くしている不自然な生活、肩の凝りなどの身体の緊張があるためそうなっていることが多いようです。また後で述べる逆転現象を引き起こしやすい電磁波、自我意識、新薬の服用などが弱く働き逆転現象の一歩手前の状態になっていることも考えられます。

　逆転現象を起こしたままではエネルギーチェックを正確にできませんし、潜在意識が逆作動し全てが裏目にでてしまう、一言でいうと「運気が悪い」となってしまいます。運とは文字通り気の動きのことなのです。

3. 逆転現象の消去法

　逆転現象を起こしているとエネルギーチェックが正しくできなくなります。またエネルギーワークをするときイメージとは逆の波動が出てしまいますのでワークの効果が得られなくなります。次に列記する方法で逆転現象を消去することができますが、逆転現象を起こしていない人がこれらのテクニックを行うと感性がさらによくなりワークをより効果的に行えるようになりますので逆転現象の有無に関わらず行うようにするとよいでしょう。
①神闕穴と兪府穴への刺激
②左右の列欠穴と後溪穴へ７回ずつタッピングを加える。
③チャクラの回転をよくする。
④オキシトシン効果による⇒知り合いの病気の人が健康になるように祈る。

4. 潜在意識のパワーを味方にするには

　顕在意識と潜在意識は海に浮く氷山にたとえられます。海面より上に出ている目に見える部分が顕在意識、海面下にある大きな氷塊部分が潜在意識（無意識）に対応します。外見からは小さく見える氷山も海面下の大きな氷塊で支えられています。私たちの意思決定、印象、行動等は顕在意識によって決められていると思う人が多いと思います。しかし実はそれらは潜在意識（無意識）に大きく左右されているのです。もし意思決定が顕在意識と潜在意識の総投票（100票）で決められるとすると、顕在意識は10票、潜在意識は90票もっていると考えたらよいでしょう。

　潜在意識は私たちの願望などを達成すべく昼夜24時間フルに活動してくれる大きな力の源泉ですが、多くの人では潜在意識内に願望達成をブロックする多くのネガティブなプログラムが存在します。このネガティブなプログラムを削除すれば成果が得られます。巷には潜在意識内のネガティブなプログラムを無効化する色々なテクニックが結構高額で提供されています。コンピューターやスマホが普及していなかった昔は、これだけで潜在意識のパワーを味方にすることができました。

　最近では多くの人が潜在意識からネガティブなプログラムをアンインストールするのに成功しても期待するような成果が得られないことが多くなってきたようです。この原因はコンピューターやスマホの無頓着な使用による逆転現象であると考えられます。コンピューターやスマホを使っても逆転現象が起こらないようにする配慮が必要です。潜在意識の力を味方にするための第2の鍵は逆転現象を消去し潜在意識の働きを正常にすることです。

第4章 逆転現象－諸悪の元凶

　コンピューターやスマホの汚染された電磁波の影響やその他の原因で逆転現象がおこり潜在意識の誤作動が引き起こされます。そうなると願望達成とは正反対の方向に潜在意識が働くようになってしまうのです。そうなれば万事うまくいかなくなってしまいます。

5. 潜在意識の機能異常で様々な逆転現象が同時多発

　「自然から離れれば離れるほど、医者に近づく」という言葉が欧米にあります。自然から離れれば離れるほど潜在意識と関係する旧脳が不活性となります。そしてそれがひどくなるとついには逆転現象を起こしてしまいます。逆転現象が膠着化するとついには病気になってしまう場合が多いのです。逆転現象には次のような諸相があります。

①感性の逆転現象

②人に与える印象の逆転現象

③潜在意識による判断・意思決定が逆転してしまう現象

④心理志向の逆転現象

⑤チャクラの逆転現象

　これらの逆転現象はエネルギーレベルでの現象ですので機器による客観化ができません。現象のみに存在する事象なので残念ながら科学化の対象となり得ません。科学のみを信じる人には受け入れがたいところも多いと思います。しかし普遍的に存在する現象です。実験等により体験および感性でもって受けとめて頂きたいと思います。

6. 感性の逆転現象

感性とは、他から教わることなく物事の印象を感じその善し悪しを判別する能力です。

「物事の善悪・真偽・成否などを見抜く能力」という意味での眼力（がんりき）もこれにあたります。

この感性のお陰で私たちは無意識に善いものを選び、悪いものを避ける行動をとることになります。

感性の逆転現象が起こると潜在意識の判断は良否が逆になってしまいます。そうなると良くないものを選んでしまったり、騙されてよくないものをつかまされてしまいます。また指パワーテストや筋力テストなどによるエネルギー診断が逆になってしまい正確なエネルギー診断ができなくなります。

デザインや製品開発には洗練された感性と創造性が必要です。そうした仕事をしている人の多くが電磁波に対して無防備に長い時間コンピューターの前で仕事をし、悪影響を受けているのを知らずにいます。逆転現象の問題を解決しなければ本当のよい仕事はできません。

7. 人に与える印象の逆転現象

印象とは人間の心に対象が与える直接的な感じとされますが、エネルギー的に色々と検証してみたところ、印象が形成されるルートは盲視（ブラインドサイト）の視覚回路を介して潜在意識に形成されているように思われます。

通常の視覚ルートは網膜から大脳後頭葉の視覚領を経て意識上に

認知されます。盲視の視覚ルートは網膜から中脳の上丘を経て無意識に直接はいります。

　盲視を介して入力された情報は意識されませんが、情報は無意識に直接入力されているのでその人に大きな影響を与えます。どのように影響したかは指パワーテストなどの方法を用いた次の実験などでその一部を計り知ることができます。

　ポジティブな人は明るい印象、ネガティブな人は暗い印象を受けます。これを次の実験で確かめてみましょう。

▶実験－印象を指パワーテストで検証する

　実験には次の3人が必要です。

A⇒ポジティブあるいはネガティブなことをイメージする人

B⇒Aから3メートルほど離れたところでAを眺める人

C⇒Bの指パワーをチェックする人

①Aは何も考えないでいるときCはAを眺めているBの指パワーレベルをチェックします。

②Aに楽しいこと、嫌なことのいずれかをイメージさせます。BはAを眺めます。CはBの指パワーをチェックします。

指のパワーアップしたときはAは楽しいことをイメージしており、指のパワーダウンしたときはAは嫌なことをイメージしていると判別できます。

③Aの顔をウチワあるいは適当な紙で隠して同じように実験します。この実験でも同じ結果が得られます。表情でないものが影響していることが分かります。

④次にAの胸の中央にスマホを当て同じ要領で実験してみてください。胸の中央にスマホを当てると逆転現象が起こってしまい、すべ

ての結果が逆になってしまうのを確認してください。

　普通の状態ではスマイルをすると印象はよくなりスマイルを見た人の指パワーアップが起こります。しかしスマホを胸の中央においてスマイルをさせ、それを眺めたＢの指パワーテストでは指パワーダウンとなります。このようにして逆転現象を起こしていると印象が正反対に伝わるのです。

8. 潜在意識による判断・意思決定が逆転する

　私たちは、多くのものからひとつのものを選ぶとき、行動すべきかやめておくべきかを決断するとき、大勢の中からある人が好きになり運命を感じたりするとき、人生の岐路での決断をするときなどがあります。これらすべて自分の意思（顕在意識）で決めていると信じている人が多いと思います。しかし、心理学や脳科学の最新の研究では実際に意思決定をしているのは顕在意識ではなくて潜在意識であることが分かってきているのです。

　もし潜在意識が正しく働いているなら、潜在意識は脳内のさらには超個（トランスパーソナル）なルートからの膨大な情報を参考に何事も決めます。そうした決定は願望を達成するのに最も的確なものですので問題はありません。しかしもし逆転現象によって潜在意識の働きが逆作動を起こしていると潜在意識は最悪の判断を下してしまいます。そうなれば顕在意識では「願望を達成したい」と思っているのに潜在意識では「達成できない」ように一生懸命働き、意思決定し行動することになるのです。

　婚活、就活に力を入れている人、接客業でより優れた成果を求めている人、より強いリーダーシップ力を持ちたい人は逆転現象の問

題を解決するとよりよい道が拓かれます。このことはいままであまり知られていませんでした。

　潜在意識の知恵を引き出すペンデュラムやダウジングを用いて重要なことを決定する人がいますが、これは危険なことです。もし逆転現象が起こっているのにペンデュラムやダウジングの答えに盲目的に従えば望むところとはまったく正反対のよくない結果となってしまうからです。

〔アスリートには大問題な逆転現象〕

　多くのスポーツ競技においてアスリートはよくとっさの判断が要求されます。もし潜在意識がうまく機能しておれば問題はありませんが、逆転現象を起こしていたらみじめな結末に終わってしまいます。またアスリートがよくやるイメージトレーニングもいくらよいイメージを潜在意識に入力できても逆転現象が起こってしまうとやはり惨めな結末がまっているだけです。

9.　心理志向の逆転現象

　普通は楽しいことをイメージするとエネルギーの巡りがよくなり気持ちがよくなり力が出るようになります。反対に嫌なことをイメージするとエネルギーの巡りが悪くなり不快を感じ力が出なくなります。このためいつも楽しいことを無意識に志向するようになります。

　しかし逆転現象が起こると正反対の反応が起こるようになります。楽しいことをイメージするとエネルギーの巡りが悪くなり力が出なくなり、嫌なことをイメージするとエネルギーの巡りが良くな

り快感を感じ力が出るようになってしまいます。このためいつもネガティブなことを志向するようになります。いつもネガティブな思考をする鬱病の患者のようです。実際難病や鬱病患者では逆転現象が多くの場合認められます。

〔心理志向の逆転現象とイジメ問題〕

最近の若い人は1日に何時間もスマホに釘付けになっておりそのため逆転現象を起こしている人が多いです。

イジメや引きこもりなどの問題もその根底には心理志向の逆転現象があるのではないかと思います。

エネルギーの流れが正常なら人に喜ばれることをすると気持ちよく、力が入ります。それとは反対に人の嫌がることをするとよい気がせず、力が入りません。しかし心理志向の逆転現象が起こってしまうと人に喜ばれることをするとよい気がせず力が入らず、人が嫌がることをすると気持ちよく感じ力が入るようになってしまいます。

また多くの人とワイワイと談笑することは楽しいことですが、心理志向の逆転現象を起こしてしまうとそれが苦痛となり「引きこもり」となってしまうのです。逆転現象がさらに進むと人を傷つけたり殺したくなったりし犯罪をも引き起こしてしまうのではないかと心配しています。

〔心理志向の逆転現象と脳疲労〕

心理志向の逆転現象が起こると旧脳レベルでは普通では嫌なこと、ネガティブな考えを志向しますが、それが直ちに行動につながるわけではありません。旧脳の志向に対して「それはよくないこと

96

第4章　逆転現象−諸悪の元凶

だ」、「そんなことをしたら・・・・」と理性が抑え行動には移らないことが多いからです。

　しかしこういう状態では旧脳がしたくないことを新脳がするというイヤイヤ行動となります。誰でも経験したことがあると思いますが嫌なことをすると非常に疲れるものです。逆転現象を慢性的に引き起こしている人では常に強い疲労感があり、これが原因で身体の病気を引き起こしてしまう人もいます。

10.　チャクラの逆転現象

　古代インドのヨガ医学での身体観では目に見える肉体を粗大身体とし、その周囲には目に見えない微細身体があるとされています。そしてこの粗大身体と微細身体との間ではプラーナ（東洋医学の「気」にあたる）が交流していると考えます。このプラーナの交流点がチャクラといわれるものです。

　チャクラはサンスクリット語で「車輪」という意味だそうです。チャクラは目には見えませんが、外からみて円滑に右回転し身体の正常な働きを維持していると考えられています。チャクラはその正常な回転によってポジティブなエネルギーを吸収し、ネガティブなエネルギーを排出するとされています。もしチャクラの回転が逆になると体はネガティブなエネルギーを吸収し、ポジティブな体に必要なエネルギーを排出してしまい、病気が徐々に悪化してしまうと考えられています。

　エネルギー療法のテクニックでチャクラの逆回転を誘導すると逆転現象が起こってしまいます。このことから私は逆転現象はチャクラの逆回転であると思っています。

97

11. ダイエットと逆転現象

　減量目的でダイエットをしている人の多くに逆転現象が認められます。どうも空腹という強いストレスが原因のひとつで逆転現象が起こってしまうようです。逆転現象が起こると潜在意識は願望達成とは逆方向となるように努力します。願望達成と逆方向とは増量です。無理なダイエットをすると「ヨーヨー現象」、「リバウンド」と云われているように一時的には減量しますが長い目でみると以前より増量してしまうことが多いようです。これにも逆転現象が関与している可能性が考えられます。

12. 逆転現象の諸相－諸悪の元凶

　逆転現象が起こってしまうと体のあちこちの調子が悪くなり、疲れやすくなり、そのままにしておくとやがて病気になってしまいます。心が暗い方、ネガティブな方に向いてしまいがちになります。逆転現象が長く続くと欝病になってしまうこともあります。

　体のエネルギーが正しく流れているときと、逆転現象を起こしているときの色々な条件での状況を対照的に表にまとめてみました。

第4章　逆転現象－諸悪の元凶

	順気（エネルギー流れが正しい）	逆転現象が起こっていると
1．楽しいことをイメージ	パワーが出る	パワーが出ない
2．嫌なことをイメージ	パワーが出ない	パワーが出る
3．感性	良好	逆転
4．オーラ	人を引き付けるオーラ	人を遠ざけるオーラ
5．感情とオーラ	一致	不一致（逆転）
6．オーラ・コミュニケーション	良好に成立	不可

運気・運勢関係

7．運気全体	良好・好転	悪い・より悪化
8．願望	願望達成の方向に向かう	願望とは逆の方向に向かう
9．潜在意識の働き	良好	逆作動
10．金運	良好	悪い
11．商売	繁盛	失敗する
12．異性運	良好	恵まれない
13．Power of Dream	Dream come true	機能しない
14．サバイバル パワー	強い	弱い
15．詐欺等	かからない	被害を受けやすい
16．交通事故	あわない	多く遭遇
17．無駄使い	しない	よくしてしまう

99

人間関係

18.	人間関係	良好	問題多い
19.	他人との交友	楽しい・積極的・友好的	苦痛、ひきこもり・イジメ
20.	人との出会い	よい出会いが多くなる	よくない出会いが多くなる
21.	スマイルパワー	魅力は発揮される	逆効果
22.	婚活	うまくいく	うまくいかない
23.	就活	うまくいく	うまくいかない
24.	介護の仕事	うまくいく	うまくいかない
25.	選挙活動 （立候補者）	うまく進む	うまくすすまない

身体的・病気関係

26.	体調	良好	不調
27.	免疫（力）	正常（強い）	異常（弱い）
28.	病気	なりにくい	なりやすい
29.	チャクラの回転	右回転（正常）	左回転（逆回転）
30.	自然治癒力	活性　（強い）	不活性（弱い）
31.	慢性病	快方に向かう	悪化もしくは膠着化
32.	リハビリ	順調に進む	よい成果が得られない
33.	薬	よく効く	あまり効かない
34.	嗜好・食性	体によいものを嗜好する	体によくないものを嗜好する
35.	ダイエット	成功しやすい	失敗する
36.	夢	いい夢を見る、正夢	悪い夢を見る

第4章 逆転現象－諸悪の元凶

性格関係

37. 心的傾向	楽観的・未来志向的	悲観的・過去への こだわり
38. 志向	楽しいこと、ポジティブ なことを志向する	嫌なこと、ネガティブ なことを志向する
39. 性格	温和	怒りやすい、 キレやすい

能力関係

40. 集中力	高い	低い
41. 仕事による疲れ	あまり疲れない	ひどく疲れてしまう
42. 指導力	強い	低い
43. 仕事の能率	良好	悪い、疲れ易い
44. 潜在意識の判断 （スポーツ競技などでの）	良好な判断を下す	誤った判断を下す
45. 勘	当たり易い	当たらない
46. 創作活動	好調	低調
47. 俳優の演技力	高い演技力	低い演技力
48. アスリートの成果	高い成果が得られる	よい成果が得られない
49. 資格試験などに むけて	順調にすすむ	うまく進まない

101

集団的には

50. 家族	良好な関係	問題多発
51. クラス	良好な状態が維持される	学級崩壊
52. チームワーク	良好	よくない
53. 会社	社運がアップ	社運ダウン
54. 国	平和・国運アップ	問題多発　国運ダウン

　気が正しく流れている状態は一言で「運がよい」、逆転現象が起こっている状態は「運が悪い」と言うことができます。

13. 潜在意識の眼 (ブラインドサイト)

　肉眼、心眼という言葉がありますが、これは顕在意識の眼、潜在意識の眼に対応したものと考えられます。

　眼の網膜に映った画像情報は大脳の後頭葉の視覚野に伝達され認識されます。これは顕在意識の視覚システムで肉眼に当たります。これに対して潜在意識の視覚システム、心眼ともいえるもうひとつの視覚システムがあります。潜在意識の眼はブラインドサイト (盲視) といわれるもので網膜に入力された情報が中脳の上丘というところを経由してそこから直接無意識に入力されます。

　恐竜の末裔である鳥類の視覚は中脳によって形成されています。ブラインドサイトは人類の祖先が爬虫類だった時代の視覚システムが潜在的に残っているものと考えられます。

　潜在意識に入力された視覚情報は顕在意識によって認識されませんが、潜在意識に入力されるため私たちの意思決定、行動に大きな

影響を与えます。

　潜在意識の眼がどうとらえているかを知覚することはできません
が指パワーテストなどのエネルギーチェック法を用いれば判別する
ことができます。たとえば潜在意識があるものをポジティブにとら
えているかネガティブにとらえているかを推察することができま
す。

14. 実験－潜在意識の眼はオーラをみている？

　特殊能力をもった人の中にはオーラを見ることができる人がいま
すが、これはそうした特殊能力者には普通の人には見られない潜在
意識から顕在意識とを結ぶなんらかのチャンネルがあり、通常認知
されないブラインドサイトによって得られた情報が顕在意識に伝達
されオーラ視という現象が起こっているものと考えられます。

　潜在意識の眼はオーラをみることができるのではないかを示唆す
る簡単な実験をしてみましょう。指パワーテストを用いた場合次の
A，B，Cの3人が必要です。

A⇒ポジティブあるいはネガティブなことをイメージする人

B⇒Aを眺め指パワーテストを受ける人

C⇒Bの指パワーをチェックする役の人

　〔実験の要領〕

①A，B，Cの3人とも逆転現象を起こしていないことを確認しま
す。

②AとBは3メートルほど離れて向かいあって立ち、何の条件もな
しでCはBの指パワーテストをしBの指パワーレベルを覚えておき

103

ます。

③Aは出来るだけ表情には表さないようにし楽しいことか嫌なこと
をイメージしてうまくイメージできているという合図を送ります。

③指パワーテストでCはBの指パワーをチェックし指パワーレベル
を確認します。通常指パワーアップの場合はAは楽しいことをイ
メージしているときで、Bの指パワーダウンのときは嫌なことをイ
メージしているときと推察できます。

④今度はAの顔をウチワなどで覆い同様の実験をします。

　Aの顔を覆っても結果は同じです。これらの実験から考えるに潜
在意識の眼はオーラのようなものをみているのではないかと推察さ
れます。

　人体周囲には電気的な性質をもった場があり、オーラや生命エネ
ルギー場などいろいろな名称で呼ばれてきました。

　潜在意識の眼がオーラを見ていると断定することはできません
が、そう仮定するといろいろな現象を具合いよく理解できます。

15. 逆転現象が起こるとオーラが反転する

　スマイルは心身、人間関係、ビジネスの成功など非常に広範なプ
ラス効果があります。スマイルを何らかの方法で評価しそれを参考
にするとよりよいスマイル効果が得られるようになります。そのひ
とつとしてスマイルをコンピューターの画像分析によって評価する
ソフトが開発されました。しかしそのソフトは非常に高額なもので
したので手がでませんでした。そこで指パワーテストによる指の力
の変化を参考にスマイルを評価できることがわかりました。この過
程で非常に興味ある現象をみつけました。それはいくら素晴らしい

第4章 逆転現象－諸悪の元凶

スマイルができる人でも逆転現象を起こしてしまうとスマイル効果はマイナスとなってしまうのです。

正常な状態

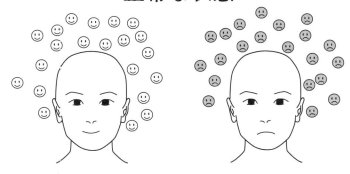

逆転現象でオーラが反転

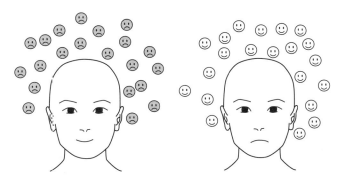

スマホを胸の中央にもっていくと逆転現象が起こりますので人工的に逆転現象を起こさせて実験で確かめてみましょう。実験には次の３人が必要です。

A⇒スマイルをする人

B⇒Aを眺めて指パワーテストを受ける人

C⇒Bの指パワーをチェックする人

▶実験－逆転現象が起こるとオーラが反転する

①A，B，Cの３人とも逆転現象を起こしていないことを確認し、指パワーテストを何の条件もなしでCはBの指パワーレベルを確認しておきます。

②Aがスマイルをし、それを眺めているBの指パワーレベルをCがチェックします。

③今度はAは電源の入っているスマホを胸の中央の前に保持しスマイルをし、Bはスマイル顔のAを眺めているとき指パワーテストを受け指パワーのレベルを確認します。AがスマイルしているにもかかわらずBの指パワーダウンが起こります。試みにAにムッツリ顔をしてもらいネガティブなことをイメージしてもらいCはBの指パワーテストをすると指パワーアップが起こることを確認できます。

　スマホを胸の前にもっていくと必ずと言っていいほど逆転現象が起こります。この実験の結果から逆転現象が起こるとオーラが逆転することが推察されます。

　スマホによらなくても逆転現象を起こしている人で実験をしても同じようにオーラの反転がみとめられました。

　ここで重要なのはスマイルという有形のものとオーラという無形のものの影響力の差です。２つを対照すると次のようになります。

第4章　逆転現象－諸悪の元凶

	有形／無形	関連する視覚システム	主に作用する系	意思決定票数
スマイル（表情）	有形	肉眼	顕在意識系	10／100
オーラ	無形	心眼（ブラインドサイト・盲視）	潜在意識系	90／100

　印象をよくするため多くの人はエステで大金を使い有形要素の改善に努力します。しかし肝心の無形のものには無頓着なのが一般です。この無形要素に留意し努力をすると他と大きな差をつけることができます。

16. 潜在意識レベルでオーラ・コミュニケーションが

　人間は言語を用いてほとんどのコミュニケーションをしていますが、言語を持たない動物は非言語のコミュニケーションを用いています。非言語のコミュニケーションのひとつにオーラによるコミュニケーションがあると思われます。

　人間には先祖の動物時代のシステムが潜在的に機能していることが多くオーラ・コミュニケーションもそのひとつとされます。人間の場合おそらく盲視（ブラインドサイト）の回路を通してオーラ・コミュニケーションが行われているものと考えられます。このオーラ・コミュニケーションは意識されませんが潜在意識レベルで行われるので私たちの意思決定・行動に大きな影響を与えていると想定されます。逆転現象が起こるとオーラが反転してしまうためオーラ・コミュニケーションにトラブルが生じ様々なネガティブな結果を引き起こす原因となってしまいます。

17. 逆転現象によるオーラ・コミュニケーションの
トラブルの例

　逆転現象が起こるとオーラが反転してしまい色々なことがうまくいかなくなってしまいます。その数例を紹介したいと思います。

　〔人間関係がうまくいかない〕

　これはある人のケースです。その人は街で昔の親しい友人に久しぶりに偶然出会いました。2人とも非常にうれしく積もり積もった話に花がさきました。また時間を作ってもっと話をしたいのでまたいつか食事でもと誘いましたが、あんなにうれしそうだった相手が不思議と冷たく誘いに応じてくれませんでした。そうしたことを幾度とも経験したそうです。全般にその人は人間関係がうまくいっていないそうです。

　この方の場合、強い逆転現象がありました。逆転現象があるとうれしいときにうれしいポジティブなオーラではなくネガティブなオーラが出てしまいます。相手の心眼はそれをとらえます。100票中10票の顕在意識は誘いをポジティブに言っていますが、100票中90票を有する潜在意識では誘いがネガティブとなってしまいます。これを相手は言葉では誘っているが心の中ではそうではなく社交辞令で誘っていると受け取らせてしまうのです。ですから相手の心を読み取り誘いにはのらない返事をしたと解釈できます。

　〔面接試験でいつもNG〕

　採用試験の面接でいつもNGの人、「自分は負のオーラを持っているのでは・・・」。逆転現象を起こしていると積極的な気持ちを

第4章　逆転現象－諸悪の元凶

出すとオーラは消極的なオーラになってしまいます。これが面接官の心眼には「面従腹背」の印象となりNGとなってしまいます。

〔ストーカーとの関係〕

これはあくまで推定ですがストーカー行為も逆転現象と関係していると考えられます。

女性が逆転現象を起こしていると嫌悪を感じる男性が近づくと逆に好意をもったときのオーラとなってしまいます。それが男性の心眼を通して潜在意識に入力されるので男性は「この女性は私に好意を持っている！」と思い込ませてしまいます。このため男性に積極的な行動をとらせてしまいます。男性の理性が強ければ過度な行動は抑制されます。しかし理性の抑制力が少ない場合は犯罪レベルの行動へとエスカレートしてしまうこともあるのではないかと思われます。

〔舞台俳優や選挙の立候補者〕

舞台俳優や選挙の立候補者が逆転現象を起こしていると、口で言っていることとオーラがちぐはぐになってしまいます。そのため聴衆に訴えるパワーが低下してしまいます。

逆転現象を起こしていると俳優は大根役者といわれ、選挙に立候補した人は期待していた票数をとれなくなってしまいます。

18. カリスマ・オーラとは

よく「あの人からはカリスマ・オーラが出ている」という表現があります。カリスマ性もオーラと関係していると思われます。

人を引きつけるにはカリスマ的なオーラを持つことが必要です。

109

カリスマ的オーラとは普通の人より飛びぬけて大きく美しいオーラです。これは人類の祖先が両生類や爬虫類だった頃の行動パターンと関連しています。

　カエルの眼の網膜には外の景色が私たちヒトの網膜と同じように映っています。しかし視覚情報を処理する脳のキャパシティが小さいため生活に直結する最低の情報しか処理できません。まず動かない物体は処理されず認識されません。動く物体だけが処理されます。動く物体が自分より大きい場合は逃避行動をとり、動く物体が自分より小さいと捕食行動をとります。

　オーラを認識していると思われるブラインドサイトはヒトの祖先が両生類、爬虫類だった頃の視覚システムと思われますので先に述べたカエルの行動パターンが当てはめられると思われます。潜在意識に大きな影響を与えているブラインドサイトの情報は私たちの行動・意思決定に大きな影響を与えているのです。相手のオーラが自分より大きいと服従し、相手のオーラが自分より小さいと攻撃的行動をとるのです。ある医師はいつも多くの患者さんからの攻撃的態度に強いストレスを感じていました。この医師にオーラを強くするテクニックを用いたところ患者の態度が変わりストレスも少なくなったという例もあります。またオーラを強くするテクニックを用いたら自分の意見がスースー通るようになったという例もあります。

　ほとんどの人ではオーラは見えませんが、オーラは間接的に指パワーテストなどのエネルギーチェックによって推し測ることができます。人々のリーダーとなるには相手の潜在意識に大きく影響を与えるオーラの状態にも留意する必要があります。第5章ではその一部のテクニックを紹介しております。

第4章　逆転現象－諸悪の元凶

19. 逆転現象を消去し「気」の流れをよくすれば
　　運もよくなる

　なにか良いことが起こると「運がよい」とか悪いことが起こると
「運が悪い」といいます。この運は逆転現象や「気」の流れに関係し
ているのです。

　「気」の流れと潜在意識の間には相関関係があります。「気」の流
れが悪くなると潜在意識の働きも低下し、潜在意識の働きが悪くな
ると「気」の流れも悪くなります。とくに逆転現象が起こると心身
の調子が悪くなるだけでなく人間関係などにも悪影響が起こりま
す。万事がうまくいかなくなります。一言でいうと運が悪くなって
しまうのです。逆転現象は様々な原因で引き起こされますが、現代
人にとって最も深刻なのはコンピューターやスマホ、電気器具の使
用によって逆転現象が引き起こされることです。逆転現象はちょっ
とした工夫と心遣いでその発生を防止できます。

　次章で紹介する誰にでもできるテクニックを応用しあなたの
「運」をよくしてください。

111

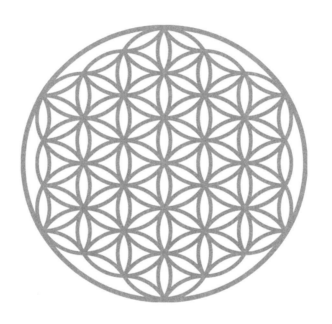

第5章

からだと環境の
エネルギー改善テクニック
誰にでもできる「運気」を
よくするテクニック

1. 本来の運気にもどれ

　運気学というと現代では運勢を星や誕生日などから推し量る体系
です。ですので針灸とは関係ないように思っていました。しかし
針灸のバイブルともいえる現存する世界最古の医書である『黄帝内
経』には相当な分量からなる運気篇といわれる記述が含まれていま
す。

　どうして主に体のトラブルにたいする針灸の治療法を扱った医書
に異質な運気についての記述が入っているのか？　これに対して長
いあいだ違和感をもっていましたが最近では次のように考えるよう
になりました。

　感性のするどい古代中国人にとって体の気の流れがよいと、心身
の調子がよくなるだけでなく人間関係、商売、願望達成など万事が
うまくいくということは常識だったと思われます。ですからことさ
らそうした常識的なことを書物に書いて残すことなどしませんでし
た。そして身体の気の流れの研究、天文学や暦学が発達し５つの惑
星（水星・金星・火星・木星・土星）の位置や暦が人体の気の流れ
（本来の運気）と関連していることを発見しました。星の運行や暦
が体の気の流れに影響することは大きな影響ではなくわずかなもの

113

でした。しかしそのことは中国古代人にとってまったく新しいことでした。そこで中国古代人は書物に新しい発見を著して後世に残そうとしました。やがて本来の運気の考えである体の気の流れが万事に影響するという常識が忘れ去られました。こうして「運気」といえばもっぱら二次的な星の位置や暦から運勢を推しはかるもののみが残ったのではないかと思われます。

　中国古代の本来の運気の考えを現代人の常識にすれば多くの個人的問題、社会的問題、国際問題を解決できる糸口とすることが可能となります。

　身体の「気」の流れをよくすれば心身の調子だけでなく人間関係、願望達成、ビジネス、学業、良縁、就職など万事がよくなり運気をよくすることが可能となるのです。

　本章では運気を強める誰にでもできるテクニックの一部を紹介したいと思います。

2. エネルギーチェック

　残念ながら現代科学の水準では「気」を科学的機器でもって計測することはできません。たとえば「愛」や「憎しみ」を対極的な波動として科学的機器によってとらえることはできません。しかし人体には「愛の波動」と「憎しみの波動」とを判別する「気」のセンサーが潜在的に具備されていると考えられます。この人体の「気」センサーを活用すれば誰でも容易に「運気」をよくすることができるのです。

　指パワーテストや筋力テストなどのエネルギーチェックをする前に全ての参加者の逆転現象の有無をチェックします。もし逆転現象

114

第5章　からだと環境のエネルギー改善テクニック

が見つかったら第4章の3節で紹介している方法を用いて逆転現象を消去するようにしてください。

　エネルギーチェックには次の方法が一般に用いられています。正しい指導を受けて習得されることがよいでしょう。

①指パワーテスト

②アプライドキネシオロジーの筋力反射テスト

③O-リングテスト

④重量物を持ち上げたときの感覚重量の違いを用いた方法

⑤舌の動きの円滑性の変化を用いる方法

⑥ひとりOリングテスト

⑦ペンデュラムを用いる方法

　エネルギーチェックにより次のことが判別できます。

①調整を必要とするポイントをみつける。

②調整に必要な波動ピッチを判別する

③潜在意識に質問する。

3. リセットの仕方

　エネルギーワークに用いるグッズ（例えばパワーストーン）は見た目ではきれいでもエネルギー的には汚れて劣化していることが多いです。次の方法でリセットすると本来の強いパワーの状態にすることができます

※リセットの方法⇒リセットのフレーズ「Be clean. Be powerful. Reset finish.」を唱えてから鼻からの息をリセットしたいものに吹きかけます。または同フレーズを唱えながらリセットしたいものを

眉間にあてがいます。

　リセットする前と後でグッズのエネルギーチェックをしてその変化を確認してください。100円硬貨などを使い練習するとより効果的にリセットの方法を習得できるようになります。

　リセットした後で専有化プログラミングを加えるとパワーはさらに高めることができます。

　身体につける装身具やメガネ、時計、衣服などもリセットするようにしてください。きっと違いを感じると思います。想念は物のエネルギー特性に変化を与えます。

4. チャクラを整える

　エネルギーチェックでチャクラをチェックし調整を必要とするチャクラを判別します。チャクラに対応するエネルギーを投入するとチャクラを正常化することができます。常にあるチャクラが弱いときは対応する複数のパワーストーンの中からエネルギーチェックで最適なものを選び身につけるようにするのもひとつの方法です。その他いろいろな方法でチャクラを整えることができます。

　チャクラに関する有用な表をまとめてみました。

第**5**章　からだと環境のエネルギー改善テクニック

表5－1　チャクラの位置と対応する色

チャクラ	チェックポイント	色	補色
第1チャクラ	尾骨の先端の少し前	赤	青
第2チャクラ	臍の下3cmほどの所	オレンジ	藍
第3チャクラ	臍とみぞおちの中点	黄	紫
第4チャクラ	胸の中央、乳頭の高さ	緑	マゼンタ
第5チャクラ	のどぼとけの下	青	赤
第6チャクラ	左と右の眉毛の中点	藍	オレンジ
第7チャクラ	頭の最上部	紫	黄

表5－2　対応する色と音階

チャクラ	色	音階	マントラ	音叉A	音叉B
第1チャクラ	赤	ド　（C）	LAM	256	194.18
第2チャクラ	オレンジ	レ　（D）	VAM	288	210.42
第3チャクラ	黄	ミ　（E）	RAM	320	126.22
第4チャクラ	緑	ファ（F）	YAM	341.3	136.10
第5チャクラ	青	ソ　（G）	HAM	384	141.27
第6チャクラ	藍	ラ　（A）	AUM	426.7	221.23
第7チャクラ	紫	シ　（B）	AUM	480	172.06

表5-3　身体との関連

チャクラ	身体との関連
第1チャクラ	小腸、脊椎、生殖器、肉体的欲求を司る、副腎、骨、骨格、慢性の腰痛、坐骨神経痛、うつ病、免疫系疾患、関節症、血糖値異常等
第2チャクラ	生殖器系、膀胱、大腸、副腎の分泌腺、リンパ、それらの不調や病、慢性の腰痛、睡眠障害等
第3チャクラ	胃、消化器系、肝臓、胆嚢、腎臓、脾臓、副腎、筋肉、自律神経、それらの不調や病、関節炎、慢性疲労、アレルギー、糖尿病等
第4チャクラ	心臓、胸腺、循環器系、肺、肩、腕、肋骨、横隔膜、高血圧、心臓疾患、喘息、気管支炎ほかの呼吸器系統の不調や疾患、背中や肩などの痛み、肺ガン、乳ガン等
第5チャクラ	声帯、気管支、肺など呼吸器系、甲状腺、副甲状腺、口、喉、歯と歯茎、食道、耳、首の痛み、耳鳴り等
第6チャクラ	下垂体、脳・神経系、頭蓋骨の下部、頭痛、弱視、神経障害、学習障害等
第7チャクラ	松果体、頭蓋骨上部、大脳皮質、皮膚、原因不明の慢性疲労、てんかん、アルツハイマー病等

第5章　からだと環境のエネルギー改善テクニック

表5-4　精神感情面との関連

チャクラ	精神感情面との関連
第1チャクラ	安心感、社会、家庭の掟、法と秩序、悲しみ、怒り、憎しみ、恐れ、不安定、身勝手など
第2チャクラ	創造性、倫理、尊厳、情緒バランス、非難、罪悪感、疑い、差別、感情面の問題、傷ついたプライド、過去やお金や性的行為などへの過剰な支配欲など
第3チャクラ	個人の力、意志、信頼、自分や人を大切にする、決めたことに対する責任、うそつき、嫉妬、野望、世俗的、言語による攻撃性、自己中心、脅迫、批判、自己コントロール、完璧主義など
第4チャクラ	愛、希望、許し、慈しみの心、信頼、悲しみ、怒り、哀れみ、愛の抑圧、拒絶、自己中心、偽善、反感、悲しみ、怒り、寂しさ、嫉妬、後悔など
第5チャクラ	コミュニケーション、自己表現、創造力、意思、知識、選択の力、夢を追うこと、創造力、価値判断、権威主義、変化への抵抗、過去への強迫観念、盲目的崇拝、閉鎖的、表現の欠如、臆病、批判、中毒性、暴力性、芸術的才能　高い地位など
第6チャクラ	直感、知恵、献身、実感し学ぶ力、真実、理性、内なる気づき、物質主義、先入観、無関心、集中力の欠如、夢想、卑劣、感情の乱れ、自己否定など
第7チャクラ	霊性、献身、智恵、無欲、自己犠牲、信心、神との一体化、人生に対する信頼、勇気、ひらめき、倫理、鬱、孤独、心配、不安、混乱、内向など

119

表5－5　関連するパワーストーン

チャクラ	関連するパワーストーン
第1チャクラ	ブラックトルマリン／オブシディアン／ブラックオニキス／スモーキー・クォーツ／リアルガー／ロードナイト／クリスタル／ジャスパー／ヘマタイト／トルマリン／カーネリアン／ベンゾインなど
第2チャクラ	レッドジャスパー／ガーネット／ルビー／クリスタル／ムーンストーン／トルマリン／オブシディアン／カーネリアン／アンバーなど
第3チャクラ	トパーズ／アパタイト／サルファー／カルサイト／クリスタル／ムーンストーン／タイガーアイ／マグネサイトなど
第4チャクラ	アヴェンチュリン／ペリドット／マラカイト／エメラルド／ダイオプテーズ／グリーントルマリン／インカローズ／クンツァイト／ローズクォーツ／フローライト（グリーン）／ピンクトルマリン／クリスタル／アメジスト／ローズなど
第5チャクラ	ブルーレース／めのう／アマゾナイトセレスタイト／クリソコラ／ターコイズ／アクアマリン／ソーダライト／ラピスラズリ／クリスタルなど
第6チャクラ	アズライト／ラピス／サファイア／フローライト（パープル）／スギライト／アメシスト／クリスタル／アクアマリン／アパッチティアーなど
第7チャクラ	ヘリオドール／セレナイト／クリアークォーツ／ダイアモンド／クリスタル／アメジスト／フローライト（クリア）／マグネタイト／ルチルクォーツなど

第**5**章　からだと環境のエネルギー改善テクニック

表5－6　関連するエッセンシャルオイル

チャクラ	関連するエッセンシャルオイル
第1チャクラ	ミルラ／フランキンセンス／ローズウッド／ベチバー／パチュリーなど
第2チャクラ	ローズ／ジャスミン／サンダルウッド／コリアンダー／ヤロウ／マジョラムなど
第3チャクラ	ジュニパー／マンダリン／ベルガモットなど
第4チャクラ	ローズ／イランイラン／ベルガモット／ジャスミン／メリッサなど
第5チャクラ	ジャーマンカモミール／ミルラ／ユーカリ／ヤロウ／ラバンサラなど
第6チャクラ	ローズマリー／ジュニパー／タイム／ヘリクリサムなど
第7チャクラ	ジャスミン／ローズ／ラベンダー／フランキンセンス／ローズウッド／ネロリ／サンダルウッドなど

表5－7　対応する食物

チャクラ	対応する食物
第1チャクラ	人参、ビート、赤ぶどうのジュース（血液をきれいにします）、赤かぶ、赤キャベツ、クレソン（鉄分）、ほうれん草、ナス、黒イチゴ、プラム、トマト
第2チャクラ	オレンジ類、人参、唐辛子、果物、あんず、桃、メロン、マンゴー、ミカン類
第3チャクラ	パースニップス、コーン、かぼちゃ、バナナ、パイナップル、レモン、メロンすべての黄色の食品
第4チャクラ	緑色の果実、サラダ菜と緑色野菜
第5チャクラ	プラム、ブルーベリー、青色ぶどう
第6チャクラ	すべての青色の食品とナス
第7チャクラ	ビートの葉、ブラックベリー、ブロッコリー、青いぶどう、赤キャベツとナス

第5章　からだと環境のエネルギー改善テクニック

5. 経絡を整える

　次に列記する経絡代表穴をエネルギーチェックし調整が必要な経絡（ツボ）を見いだします。そのツボに対して有効な刺激を加え経絡を整えることができます。この方法で体全体のバランスがうまくとれます。

①手の太陰肺経　－列欠（れっけつ）

②手の陽明大腸経－合谷（ごうこく）

③足の陽明胃経　－陥谷（かんこく）

④足の太陰脾経　－公孫（こうそん）

⑤手の少陰心経　－通里（つうり）

⑥手の太陽小腸経－後谿（こうけい）

⑦足の太陽膀胱経－申脈（しんみゃく）

⑧足の少陰腎経　－照海（しょうかい）

⑨手の厥陰心包経－内関（ないかん）

⑩手の少陽三焦経－外関（がいかん）

⑪足の少陽胆経　－足臨泣（あしりんきゅう）

⑫足の厥陰肝経　－太衝（たいしょう）

　経絡調整には非常に多くの方法を用いることができます。初心者には水晶ポイントを用いたカラーつぼタッピング、チャクラビーズの貼付などの方法が手軽で効果が得られおすすめです。

123

6. 自律神経を整える

　自律神経がアンバランスとなると手首にある通里（つうり）穴に指先を当て指パワーテストをすると指パワーダウンが起こります。

　自律神経を整えるには知り合いで病気の人の病気が治るよう手を合わせて祈ります。1分ほど祈ったら再び通里穴に指を当て指パワーテストすると指パワーダウンは起こらなくなります。これは人のことを思うことにより視床下部より分泌されるオキシトシンというホルモンの分泌量が増加し自律神経が整えられるからです。オキシトシンについては次章で詳しく紹介します。

7. 魅力アップ（オーラ増強）テクニック

　魅力は英語では attraction（引きつける力）といいます。「魅」の字源は鬼＋未（はっきりわからない）で、意義は「①化け物。妖精。もののけ。②心をひきつけて迷わす。」とあり無形のものから派生するものを指します。鬼は幽霊で、幽体、霊体と関係しており物質的身体の周囲のエネルギー身体と関連したものと考えられます。魅力は肉眼ではあまり感じませんが心眼（潜在意識の眼、盲視）でとらえられる印象によって得られるものと思われます。

　「魅」パワーは被検者を少し離れて眺めている人の指パワーテストで判別します。「魅」パワーが強い人でもスマホを胸の前にもっていくと「魅」パワーはマイナスとなってしまいます。それは逆転現象が起きるとオーラが反転しマイナスとなってしまうからです。

　逆転現象を消去したうえで次のテクニックを加えていくと「魅」パワーはどんどん強くなっていきます。ここでいうFOLクリーム

第5章　からだと環境のエネルギー改善テクニック

はツボを活性化する効能を持つクリームのことです。(FOL=Flower of Life)

①耳たぶの後ろにある翳風穴にFOLクリームを塗布する。

②左右の人迎穴にFOLクリームを塗布する。

③少量のFOLクリームを毛髪にすりこむ。

④ヘソの周囲にFOLクリームを塗布する。

⑤手首、足首、足の甲にFOLクリームを塗布する。

⑤下着等にFOLクリームを少量すりこむ。

⑥体に合った装身具を身につける。

〔魅力をアップ（オーラを増強）する装身具〕

　一般に宝石にはそれをつけた人の魅力をアップ（オーラを増強）するパワーが秘められています。しかし装身具に用いられている宝石によりその効果には大差があります。指パワーテストを用いてその人の魅力（オーラ）を最大にアップする宝石を選んで着用するとよいでしょう。もちろん常にリセットして使うようにしてください。

　いろいろな装身具の中で水晶と純金との組み合わせが「魅」パワーを高めるのに非常に多くの人で高い効果があります。

8.　免疫力を高める

　免疫系の中心である胸腺はさまざまな要因でその働きを低下させてしまいます。そうした要因をよい条件にしてあげると胸腺の働きはグングンと強くなります。次にあげる方法をできるだけ多く実施していくとどんどん胸腺が強くなっていきます。

125

参考に免疫の中心である胸腺を強化する方法を列記しておきます。
①家庭用電源に浄電装置をつける。
②コンピューターやスマホ、身近で使う家電製品に浄電装置をつける。
③クリスタル・グリッドを用いて場のエネルギーを高める。
④知り合いの病気の平癒を祈る
⑤胸腺を強めるパワーカードを身につける。
⑥トルコ石を身につける。（ポケットに入れておくのもよい）
⑦生プロポリスを身につける。
⑧カーテンなどにトルコ石色を用いる。
⑨胸腺の働きを高める食品を多く摂取する。
⑩浄電装置に胸腺強化カードを付加させる。

9. 場のエネルギーを高める

　場のエネルギーの高い場所は古来イヤシロチと呼ばれていました。場のエネルギーを高める方法はいろいろあります。最も簡単な方法を次に紹介します。この方法を用いてあなたの居住空間を場のエネルギーの高いイヤシロチにしてください。

　浄電装置を設置したうえで、エネルギーレベルの高いものを寝具、部屋、家の四隅に置き、リセットのフレーズ「Be clean. Be powerful. Reset finish.」を唱えながら右回りで三周意識を送ります。定期的にリセットするようにしてください。

第5章　からだと環境のエネルギー改善テクニック

10. 人迎活性法

　のどぼとけの外方にある人迎（じんげい）穴の位置は総頚動脈が内頚動脈と外頚動脈に分かれる部位に当たります。この頚動脈分岐部には非常に敏感なセンサーがあり脳および頭・顔面浅層部への血液配分と循環をうまくコントロールしています。この部分は非常に電磁波に敏感なため指パワーテストでチェックしてみると多くの人で異常がみとめられます。首より上にトラブルをもっていると多くの人では人迎穴は指パワーテストで指パワーダウンが起こってしまいます。そのような人は人迎穴のケアとして次のことをしてください。

①家庭用電源に浄電装置を取り付ける。

②自分のコンピューター、スマホに浄電装置をつける。

③パワーカードを常時ポケットなどに入れておく。

④人迎穴にFCLクリームを一日に4回ほど塗布する。

11. 願いを叶えるツボ「通天」を活用する妙法

　家庭電源用の浄電装置の開発過程で浄電装置に少し改良を加えると潜在意識をうまくコントロールできる装置を創ることができました。本書ではこの装置を仮に通天装置と呼ぶことにします。

　この通天装置法を用いれば体や心のトラブルの改善、さらには所願成就等にその効果が期待できます。

　通天とは「天に通じる」という意味ですが頭部には通天という名称のツボが存在しています。

　通天装置を用いて通天気功法や願望イメージを増幅して通天のツ

127

ボを介して潜在意識に投入するイメージで施術すると非常に効率よく結果を得ることができます。

　顕在意識と潜在意識の間にはフィルターのようなものがあります。そのため顕在意識で願ったことは容易には潜在意識に達することができません。潜在意識にうまく入力させるには願望波動を繰り返し繰り返し祈念したり大量の願望波動を送りこむ方法があります。そうすればその一部は潜在意識に到達し効果が得られるからと思われます。

12. カラーつぼタッピング

　エネルギーのバランスのくずれを正すにはまず身体のどの部分のエネルギーがアンバランスであるかをエネルギーチェックで見つけます。次にそのアンバランスを正すにはどんな波動のエネルギーを与えたらよいかを判別します。エネルギーは波動です。波動を区分するには音楽の音階（ピッチ）やオクターブの考え方を応用します。どのピッチが治療に必要かを赤・橙・黄・緑・青・藍・紫の7色を基準として用います。

　ある部位に赤の波動が必要な場合、赤をイメージしながらその部位にタッピングするとエネルギーが整い症状が軽減します。

　慢性的な肩コリや腰痛の場合、筋肉部には赤をイメージし、骨と骨との間の関節部には青をイメージしてタッピングすると症状を軽減することができます。

　その他のいろいろなトラブルの場合指パワーテストを用いてエネルギー調整を必要とする部位、調整に必要な波動（色）を判別します。そして調整に必要なカラーをイメージしながらツボをタッピン

第5章　からだと環境のエネルギー改善テクニック

グします。くわしくは『カラーつぼタッピング』（たにぐち書店）を
参考にしてください。

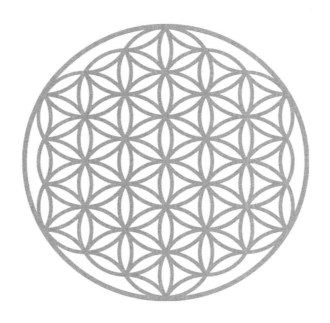

第6章

内から胸腺を強める妙法
－オキシトシンの活用

1. 医の川柳にみる当世医療事情

　当世日本の医療を題材に創られた川柳にコメントをつけてみました。

　①お医者さん、パソコン見ずに、俺を見ろ。

　MRI、CT、エコー、内視鏡など、最近の医療技術の進歩はめざましいものがあります。これらの診断技術が発達していなかった頃、医師たちはその五感と全身全霊でもって病人を診断していました。とくに問診では患者の細かい訴えに聞き入っていました。

　しかしながら、現代教育を受けた若い医師たちは、検査データやコンピューターの画像にばかり注目しがちで、視診、触診、問診を軽視する傾向にあります。このプロセスは近い将来AI（人工知能）に置き換わられてしまうかもしれません。

　触診はスキンタッチによる患者との接触方法です。問診は、患者の訴えを聞き、本人の苦痛や悩みを共感する作業です。かって問診を用いて治療することをムンテラと呼ばれていました。オキシトシンは触れ合いのホルモンとも称されていますが、患者へのタッチや心理的触れ合い、心の通った会話によってオキシトシン分泌が高ま

131

ることがわかりました。このことから一見、時代遅れとも考えられる古典的な触診や問診（ムンテラ）のプロセスを再評価すべきです。オキシトシンには人間関係を円滑にし、信頼関係を高める作用があります。したがって、オキシトシンには医師と患者の信頼関係を築く効果があるのです。

　患者のデータをコンピューター脳である左脳で処理し診断する方法は将棋の世界でコンピューター棋士が名人棋士に勝ったようにやがてＡＩによる診断の方が医者の診断よりずっと正確だという時代が訪れるのは確かです。そうなってしまうと医者はコンピューターを信頼し、患者はコンピューターを信頼し、医師は単なるコンピューターの代弁者とみなされ医師と患者の信頼関係は地に落ちてしまうことも考えられます。

　医師の本領を発揮し患者との信頼関係を強固なものとする唯一の道は医師がコンピューターにできない右脳を活用した処理テクニックを習得することです。現代の医療では喪失してしまった医療の原点である手当てを重要視することです。手当てはヒーリング波動を患者に投入するだけでなく患者からの生命情報を潜在意識にインプットすることも同時に行われます。顕在意識と潜在意識との双方向のチャンネルを強力なものにすることによって医師はコンピューターにはできない能力を得ることができ患者との絶大なる信頼関係を構築できるようになります。

　医師が患者をみると視覚情報が顕在意識に入力され処理されますが、視覚情報が潜在意識の眼ともいえるブラインドサイト（盲視）の視覚システムを介して潜在意識に直接入力されます。この潜在意識に直接入力される情報は潜在意識内で処理され診断には非常に有益です。これが医師の直感などの形でコンピューター脳にはできな

第6章　内から胸腺を強める妙法

いパフォーマンスを可能とします。

②ヤブ医者め、みんな老化で、かたづける。

　中世・近世に猛威をふるった伝染病の制圧を旗印に発展した現代医学は治療法の中心が薬物療法に置かれて発展してきました。伝染病の多くが制圧され現代人を苦しめているのは不自然な生活が原因で起こる生活習慣病、ストレスが原因で起こるストレス病が大半です。これらの病気の治療に対しては薬物療法を中心にした治療ではミスマッチの惑があります。

　多くの薬物はその服用で体内で活性酸素が発生してしまい老化のプロセスを加速させてしまいます。反面伝統的な漢方薬は活性酸素の働きを抑える抗酸化作用を持つものが多くアンチエイジングに効果があります。

　現代薬の服用はそれ自体が身体に対してストレスとなります。ストレスを解消する薬はありませんが、人を思うことによって視床下部から産出されるオキシトシンは非常に強力な抗ストレス作用があります。積極的に活用すべきです。中国の名言に「人身具有大薬」（身体には大きなパワーを持つ薬が出るようになっている）とありますがオキシトシンはまさに時代が渇望する薬といえます。

③症状を、言えば言う程、薬ふえ。

④腹八分　残りの２分で　薬のみ

　アプライド・キネシオロジーの創始者であるジョージ・グッドハート博士は治療の効果は構造・化学（薬物）・心理の三辺からなる三角形の面積であるとの考えを示しました。それぞれの辺が同等

133

ですと正三角形となり最も効率のよい結果となります。(図-6-1)

薬依存の傾向の強い現代医学の治療効果の三角形は図-6-2のように極端に長い化学(薬物)の辺と非常に短い構造と心理の2辺から構成される三角形で表現できます。

現代医療の治療モデルでは長い化学(薬物)の辺の一部は三角形の面積を構成することはなく効果に貢献していない場合もあります。患者が薬漬けになっている場合には副作用やストレスとして病人にマイナス効果を与えてしまうことになります。

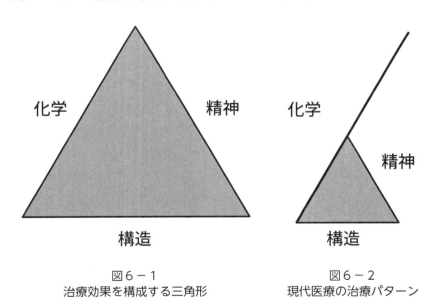

図6-1
治療効果を構成する三角形

図6-2
現代医療の治療パターン

錬金術といって化学的手段を用いて卑金属から貴金属(特に金)を精錬しようとした試みが中世のヨーロッパで盛んに行われました。錬金術は成功しませんでしたが、この試行錯誤が現代化学・薬物学への発展の礎となりました。

第6章　内から胸腺を強める妙法

　古代中国では錬丹術という道教の道士の術がありました。錬丹術の究極の目的は服用すると不老不死の仙人になれる霊薬（仙丹）をつくることでした。錬丹術には外丹術と内丹術があります。外丹術は自然界にある霊験ある薬剤を調合して丹薬を作る方法です。内丹術は特殊な呼吸法と意識を丹田に集中するなどの方法で意識の力により体内で霊薬をつくる方法で外丹より優れているとされていました。

　丹田には上・中・下の三丹田があり、眉間の中央の奥の上丹田、胸の中央の中丹田、臍（へそ）の下の下丹田の３つです。上丹田の位置は抗ストレス作用、免疫強化作用のあるオキシトシンが産出される視床下部に対応し、中丹田の位置は免疫系の中心である胸腺に対応し、下丹田の位置は生命維持にきわめて重要な内分泌器官の一つである副腎と対応することができます。これらの部位に意識を置くことによってこれらの部位が活性化されます。内丹術は非常に高度な訓練によって丹田の活性度を最大限にするテクニックではないかと推察されます。

　中国古代には「人身具有大薬」という名言がありますがオキシトシンはまさに体内に具わっている偉大な薬です。オキシトシンの分泌を増加させることは内丹術のように多くの訓練を必要としません。とても簡単な方法で多くのトラブルに応用することができます。オキシトシンを応用することは副作用もなく、しかもコストゼロの優れものです。本章ではその素晴らしさ、活用法を紹介したいと思います。

135

2. 現代病の原因は大半がストレス

　人類を長いあいだ苦しめていた多くの伝染病は現代医学の発展によって制圧されました。しかし依然として多くの人が伝染病ではない病気に苦しめられています。現代人を苦しめている病気の主となるのが、がん、脳卒中、急性心筋梗塞、糖尿病の四大疾病でした。厚労省は2013年度からこの四大疾患に精神疾患を加え五大疾患としました。精神疾患が加えられたのは職場でのうつ病や高齢化に伴う認知症の患者数の急増、年間3万人に上る自殺者の約9割が何らかの精神疾患にかかっていた可能性があるとの研究結果もあります。精神病が加わったのは国民に広く関わる疾患として重点的な対策が必要と判断されたからです。

　ストレスを制することは現代人にとって健康に生き抜くためには必須のことです。

3. 強力な抗ストレス作用を持つオキシトシン

　人は、ストレスを感じると、その対抗策として脳からオキシトシンというホルモンを分泌します。ストレスによって産出されるマイナスの気分、マイナスのホルモンなどを、オキシトシンの作用で打ち消されます。オキシトシンは人間の脳から出されるホルモンで、他人を思うことによってその分泌が増加することから、愛情ホルモン、抱擁ホルモン、信頼ホルモン、絆ホルモン、思いやりホルモン、いやしホルモン、抱きしめホルモンなどと呼ばれ主に人間関係にかかわるホルモンです。人間関係が希薄な現代社会では必須のホルモンです。オキシトシンの効果を列記すると次のようになります。

①ストレスを緩和し心や脳が癒され、免疫力が高まる

②「気」の流れを正常化し逆転現象を消去する

③痛みを和らげ、筋肉の回復力アップ

④食べ過ぎを防ぐ（満腹感が得られる）

⑤体温の上昇（褐色細胞が活発に働いて脂肪を燃やす）

⑥魅力アップ、美肌効果

⑦記憶力アップ

⑧不安や恐怖を減弱する

⑨幸せな気分になる

⑩赤ちゃんに対する愛情が深まる

⑪パートナー間での親近感が強まる

⑫絆を深め社交的で親密な人間関係を結ぼうと思う

⑬信頼の気持ちが増える

4. オキシトシンが注目されるわけ

　オキシトシンには、すでによく知られた「授乳」「分娩の促進」のような哺乳動物としての繁殖機能を助ける働きの他に、社会行動や積極的な仲間付き合いを調整する重要な働きがあります。

　自然環境が不自然さを増し、社会環境が非人間的傾向が強まっています。世界には博愛主義的な理念をもった政治家が少なくなり、自己中心、民族中心、排他的、差別的な影をもった政治家が台頭しはじめています。バラ色の将来を夢見る楽天家が少なくなり、将来に不安を抱く悲観的な人が増える傾向にあります。このような現代社会の環境では人々のオキシトシン分泌量が少なくなり、一方不自然な環境からくるストレス、日進月歩のIT技術にキャッチアップ

するためのストレス、過激なビジネス競争のストレスなど人々は以前に増した多大のストレスを受ける時代となりました。体が首尾よくストレスを解消することができなくなった人が増えました。このため多くの人がストレスが原因で心身のトラブルを引き起こし悩んでいます。このような背景でオキシトシンが脚光を浴びるようになったと考えられます。オキシトシンの分泌を増大させるような方策をとればストレスを効率よく解消できるようになります。そうすればストレスが原因で起こる心身のトラブルを根本的に改善させる可能性があります。ただ病気が治るだけでなく人間関係の改善、生活の質の向上などのありがたい副作用も期待できます。

　博愛主義者は健康で長生きする人が多く、反対に利己主義で我が強い人は病気がちで短命であるという傾向がありますがこれもオキシトシンと関連していると考えられます。

5. オキシトシンの抗ストレス作用の素晴らしさを体感しよう

　体の中で最もストレスの影響を受ける器官のひとつとして胸腺があります。胸腺は胸の中央より少し上の第2肋骨の高さの胸骨の裏にある免疫の中枢ともいえる大切な器官です。

　ネガティブな波動が混入した電磁波の影響で機能が低下し指パワーテストで指パワーダウンがみられる場合でも被検者が知り合いの人の病気が平癒することを祈っているとき胸腺を指パワーテストでチェックすると指パワーダウンは起こらず時には指パワーアップが認められることがあります。これは他人を思うことで強力な抗ストレス作用をもつオキシトシンが増加しストレス（この場合はネガ

138

ティブな波動が混入した電磁波のストレス）が解消され胸腺の働き
が正常化するからです。簡単なことですので次の実験で確かめてく
ださい。

▶実験－オキシトシンの作用で胸腺の働きが高まることを検証

Ａ＝被検者、指パワーテストを受ける人

Ｂ＝検者、Ａの指パワーテストをする人

①Ａ，Ｂいずれにも逆転現象が起こっていないことを確認します。
もし起こっていたら逆転現象を消去します。

②普通の場所で胸腺の部位に指先を当て指パワーテストをすると指
パワーダウンが確認されます。

③Ａは指先を胸腺の部位に当てながらＡの知り合いで病気の人がよ
くなることを祈っていてもらいます。そしてＢはＡに対して指パ
ワーテストをし指パワーレベルを確認します。

6. オキシトシンの魅力アップ効果

　ヒトの視覚には通常の網膜⇒後頭葉の視覚野⇒大脳の新皮質で認
識される顕在意識の視覚システムと網膜⇒中脳の上丘⇒無意識にイ
ンプットされ認識はされないが大きな影響力をもつ潜在意識の視覚
システム（ブラインドサイト）があります。魅力を感じたら「いい
ね」ボタンを押すとしたら、顕在意識の眼は10のボタンを持ち、潜
在意識の眼は90のボタンをもっているとたとえることができます。
潜在意識がどう感じているかはその人をみて指パワーテストで判別
できます。その人を見て指パワーテストをして指パワーレベルが上
がれば上がるほど潜在意識は魅力を強く感じており、指の力があま

り入らないようなら魅力をあまり感じていないことになります。オキシトシンが魅力をアップするということを次の実験で確かめてみましょう。

　▶実験－オキシトシンは魅力をアップする
A⇒いろいろな条件で魅力を発する人
B⇒Aを眺めて指パワーテストを受ける人
C⇒Bの指パワーをチェックする人
①実験参加者全員が逆転現象を起こしていないことを確認します。
②Aは何も条件を与えないで軽くスマイルをし、それを眺めているBの指パワーレベルをよく覚えておきます。
③Aは心の中で知り合いの病気がよくなることを約30秒ほど祈り，うまく祈れたらB，Cに合図を送り②と同じ程度に軽くスマイルし、CはBの指パワーレベルを確認します。
④次にAは心の中で「私、私、私、・・・・」と20秒ほど繰り返してからB，Cに合図を送り②と同じ程度に軽くスマイルし、CはBの指パワーレベルを確認し②、③の場合と比較します。

7.　オキシトシンからみた逆転現象

　私たちの体内の気は楽しいことを考えると気の流れがよくなり、嫌なことを考えると気の流れが悪くなります。しかし何らかの原因で逆転現象が起こってしまうとこの反応が逆転してしまいます。逆転してしまうと楽しいことを考えると気の流れが悪くなり、嫌なことを考えると気の流れがよくなります。体はストレスを受けると気の流れが悪くなり、それを解消するためオキシトシンが作用しスト

第6章　内から胸腺を強める妙法

レスを解消し気の流れの良い状態を維持させるようになっています。利他と博愛の精神に満ちオキシトシンが充分であれば強いストレスにも対抗でき良好な気の流れを維持できます。しかし利他と博愛の精神が希薄で利己的な人ではオキシトシンの分泌は少なく強いストレスに抗することができません。このようなときに逆転現象をおこし良好な気の流れを維持し急場をしのぐと考えられます。

　スマホを身体に近づけると逆転現象が起こってしまいます。同程度の位置でも人によって容易に逆転現象が起こってしまう人となかなか逆転現象を起こさない人などかなりの個人差があります。これはオキシトシンの分泌量と関係しているものと推察されます。つまりオキシトシンが豊富に分泌している個体では逆転現象が起きにくく、スマホを身体から遠ざければ直ちに正常に戻ります。これに対してオキシトシンの分泌の少ない人では正常状態に戻らず逆転現象が続いてしまうこともあると考えられます。

　本来の人間社会では人々は他人のことをよく思いやり絆の強い社会構造で、環境も自然に恵まれ人々の健康をサポートしていました。ところが社会環境の変化で非人間的な個人主義が蔓延するようになりました。利他と博愛の精神が希薄となり非人間的な社会環境と自然破壊が進み自然の恵みの少ない不自然な環境で暮らすようになりました。このため多くの人々の間に逆転現象が多くなり、負のスパイラルに陥り心身のトラブルに害されるようになってしまったと考えられます。

　利他と博愛に満ちた社会環境を再興すれば諸悪の元凶ともいえる逆転現象が少なくなります。そうなれば争いの少ない幸せで健康的な社会の再構築が可能となります。中国では国の病を治せるのが上医（優れた医者）とされていますがオキシトシンはまさに国の病を

141

治す薬といえます。

8. 「私、私、私・・・・・」と心の中で繰り返すと
逆転現象が起こってしまう

　利他と博愛の逆は利己と自己中心です。人は利己的で自己中心となると容易に諸悪の元凶である逆転現象を起こしてしまいます。このことを簡単な実験で検証してみましょう。

　▶実験－利己的・自己中心は逆転現象を引き起こす
A＝被検者、指パワーテストを受ける人
B＝検者、Aの指パワーレベルをチェックする人
①A，Bいずれにも逆転現象が起こっていないことを確認します。もし起こっていたら逆転現象を消去します。逆転現象の消去法は第4章の3.および次節で説明しています。
②Aは20秒ほど心のなかで「私、私、私・・・・・」と繰り返します。
③Aに逆転現象が起こっているかどうかをチェックします。

　ほとんどの場合、Aは逆転現象を起こしてしまいます。スマホを持った場合でも逆転現象が起こります。しかしスマホを体から離れたところに置くようにすると逆転現象は消失しますが「私、私、私・・・」と暗誦した場合はかなり時間が経っても逆転状態が持続します。この現象は私を暗唱するとまるで体内でオキシトシン拮抗物質が産出されるように思えます。

第6章　内から胸腺を強める妙法

9. 他人を思いやる心は瞬時に逆転現象を消去させる

　中国の薬の考えに外丹、内丹というものがあります。外丹は漢方薬など身体の外から与えられる他力による薬、内丹は身体の中から産出される自力の薬です。外丹と内丹を比べると内丹のほうがずっと優れたものとして位置づけされています。

　逆転現象を消去する方法にも他力による方法と自力による方法があります。他力による方法には外気功法やツボへの刺激による方法があります。しかし自力での方法がより強力に消去できます。

　自力による方法はとても簡単です。他人を思うことによって増加するオキシトシンは「気」の流れを正常化し逆転現象を消去する効果があります。ですからただ知り合いの誰かの病気が治ることを祈るだけで容易に且つ強力に逆転現象が消去されるのです。実験で検証してみましょう。

Ａ＝被検者、指パワーテストを受ける人

Ｂ＝検者、Ａに対して指パワーテストをする人

①前節の実験をしてＡに逆転現象が起こったことを指パワーテストで確認します。

②Ａは知り合いの誰かの病気が治ることを１分ほど祈ります。

③ＢはＡに対して指パワーテストで逆転現象の有無をチェックします。

　こんな簡単な方法で諸悪の元凶である逆転現象を消去できるのです。素晴らしいことですが、他人の病気が治ることを祈ることは自分の病気をも治すパワーを持っているのです。そのことは「快癒力」を著した篠原佳年先生が難病が治る３つの条件として述べています。その３つの条件とは第１に「病気をあきらめる」、第２に「病気

143

を忘れる」、第3に「人のために尽くす」です。篠原先生は実際例として難病の患者さんの例をあげています。その難病の患者さんは家族にひどい病人がでて我を忘れるほどその看護をしました。そうしたところ家族の病気だけでなく本人の難病が治ってしまったというのです。他人のために一生懸命になると大量のオキシトシンが産出され病気を治す原動力になるのです。

10. 他人を思うことの重要性

「他人に関心を持つ」ということは、人類が生き延びていくために最も重要なもののひとつです。他人と交わり生活していくことは、私たちの健康に甚大な影響を与えるからです。体の正常な機能は他人を思うことが前提でプログラムされているのです。自己中心の傾向が強かったり人との積極的な交わりがなくなると「気」の流れが悪くなったり逆転現象が起こってしまいます。そうなると心身のトラブルの原因になったり人間関係がうまくいかなかったり万事うまくいかなくなってしまいます。

私たちの潜在意識には人と積極的に交わったり利他的・博愛的な行動をすると充実感や快感を感じるようにプログラムされています。反対に孤独、利己的な行動に対しては虚無感や苦痛を感じるようにプログラムされています。しかし逆転現象が起こってしまうと孤独でいることや利己的で自己中心な思いをすると快感が得られるようになります。そうなると自然に負のスパイラルに陥ってしまうので大問題です。

集団生活をする哺乳動物では「仲間からの離脱」という状況は一つの強烈なストレス因子であり死のリスクを高めてしまうそうで

144

第6章　内から胸腺を強める妙法

す。ヒトでも同じことがいえるのです。質の高い良好な人間関係を築けている人々は死のリスクが低くなっていますが、独り暮らしの人々では死のリスクは高くなっているそうです。

親しい人との間でのスキンシップは双方の体内でのオキシトシンの分泌を増加させ心身に好影響を与えます。

夫婦間での情緒面での支えや思いやりの心は、手を握る、抱擁する、寄り添って座る、寄り添って寝るといった身体的接触行為によっても思う心が相手に伝わります。女性の例ですが、夫との抱擁の頻度と血圧値に相関関係があるそうです。自分を支えてくれる家族を持ち、親密な交流網を持つことが運気を高め健康を増進させてくれるのです。長年連れ添った伴侶からの心の支えは死亡率の高い疾患のリスクを引き下げる効果があるそうです。

宗教によって病気が治ったということをよく聞きますが、多くの宗教に共通することは利他　博愛　隣人愛などを重要視していることからオキシトシン効果とも関連づけられます。

オキシトシンは基本的には、人間同士の信頼、男女間の愛情、スキンシップ、心の安らぎに関係するホルモンです。オキシトシンの分泌を増やすことによって、幸せな気分になるだけでなく、実際に健康で幸せにしてくれる素晴らしい大薬であり開運の鍵です。

芥川龍之介の短編『蜘蛛の糸』で主人公のカンダタは自分だけが地獄から脱出したい、と思った瞬間お釈迦様が垂らした蜘蛛の糸が切れましたが、このとき皆も一緒に脱出しようという気持ちだったら糸は切れなかった筈です。

145

11. チャクラと人生の目的

　私たちの潜在意識には人と積極的に交わったり、利他的・博愛的な行動をすると快感を感じ、孤独、利己的な行動に対しては苦痛を感じるようにプログラムされています。これはチャクラと人生の目的とも関係していると考えられます。

　ヒトは誕生から低次のチャクラからより高次のチャクラを活性化させ成長していくとされています。

第一チャクラ⇒生命の基本維持の活動（生存欲）

第二チャクラ⇒種の維持の活動（性欲）

第三チャクラ⇒財力を増やす活動（財欲）

第四チャクラ⇒愛の誕生（自己愛）

第五チャクラ⇒家族愛等（利他の愛）

第六チャクラ⇒博愛（隣人愛・利他の愛）

第七チャクラ⇒至高の愛（究極の利他愛）

　金や財産に執着してしまうと成長が低いレベルで止まってしまいます。そうならないようにそうした人に空しさを感じさせ、慈善事業などの利他的な活動をすると充実感を与えるように潜在意識にプログラムされているのです。このプログラムによって人はより高次の次元に導かれます。しかし逆転現象が起こると導きの力が働きません。

　仏教は釈迦が説かれた現世で必然の「四苦」を克服するためには欲を捨てればよいという教えを説いています。低次元の欲にとらわれていてはより高次元のチャクラを活性化させることはできません。

　「悟り」とは自己と他者が同じであること「自他同然」を感得する

第6章　内から胸腺を強める妙法

ことです。そのような「悟り」の境地に到達する方法は、妙好人「浅原才市」のような念仏三昧もあれば、比叡山の千日回峰行や籠山行、護摩行、坐禅の公案や只管打坐する超日常的な行による方法があります。普段の生活を捨てることなくより高次のレベルをめざす初歩的な行として「私」という言葉を口にしないことと、他人のために一生懸命になることで自己と他との壁を薄くしていきます。そうすると「気」の流れがよくなりバランスのとれた心身の状態となり人生が好転し充実感が得られます。これにもオキシトシンが深く関与していると考えられます。こうした人が増えると社会の分断は解消されやがて世界はひとつになる道を進むことになります。

　中国古代の伝承で、天地陰陽の気が調和すると天から甘露という甘い液体が降るとされています。甘露は苦悩を除き、長寿を保ち、死者をも復活させるという霊薬と伝えられています。人体で頭部は天としていますが、甘露は空から降るものではなく人体の頭部から降るものとも解釈できます。オキシトシンこそ古代中国伝承の甘露であると思います。

　人生の目的が達成されたとき天のくす玉（薬玉、久寿玉）が割られ大量のオキシトシンのシャワーによって祝福される日が到来するよう日々努力しましょう。

　インドのガンジーが次のような名言を残しています。

　「様々な宗教があるが、それらはみな同一の地点に集まり通ずる様々な道である。同じ目的地に到達する限り、我々がそれぞれ異なった思想をたどろうと、かまわないではないか。実際には、人間の数と同じだけ宗教があるのである。」

　同じ目的に向かっているのに、宗教間で分断が深まり互いに争い合っています。世界の平和を願う宗教が戦争の原因となり、人々を

147

分断している状況は力が逆に働いてしまっているようです。集団的逆転現象が起こっているのかもしれません。

この本末転倒の状況を正せる力をもっているのがオキシトシンです。オキシトシンは個と個の間の壁を薄くし互いを理解しあい、相手を尊重し融和のとれた社会・世界を実現させる力をもっています。オキシトシンでやがて世界はひとつとなる道へと進路をかえることができるのです。

12. オキシトシン x ヴァソプレシン

走ることを目的とした車には「走る」とは真逆の「止める」ためのシステムも具わっています。

人体のシステムもある目的のシステムがあれば必ずそれと拮抗したシステムがあります。自律神経の交感神経と副交感神経はそのよく知られた例です。

腸内には善玉の常在菌と悪玉の常在菌が混在しています。善玉と悪玉の割合の違いが腸の良否を左右します。善玉が大多数で悪玉が少数ですと健全な状態です。反対に善玉が少数で悪玉が大多数ですと不健全な状態です。善玉が多ければ多いほどよいかといえばそうではないようです。善玉が100パーセントとなると具合よく機能しなくなってしまうそうです。世の中に悪人がいることによって善人の存在が認識されるように世のすべてのものは対極する2つが存在しています。こうした考えは世界の文明において普遍的に存在しています。中国古代の陰陽論はその代表的なものです。

オキシトシンと拮抗する作用をもつヴァソプレシンというホルモンがオキシトシンと同じ視床下部で産出されます。基本的にオキシ

トシンは仲間を守る作用があり、信頼、愛情、利他の特性をもっております。ヴァソプレシンは個体の生体を維持する作用をもっており、不安、恐れ、攻撃的、利己的な特性をもっております。

オキシトシン＞ヴァソプレシンでは感性が健全で「気」が正しく流れ、万事がよくなる正のスパイラルとなります。逆にオキシトシン＜ヴァソプレシンとなると感性が狂い「気」の流れが逆転し、万事が悪くなる負のスパイラルとなります。この対比は第４章の１２節の対照表と同じといえます。

両親やまわりの人の思いやりの強い環境で育てられるとオキシトシン＞ヴァソプレシン型の善人になり、反対に両親やまわりの人の思いやりの欠如した環境で育てられるとオキシトシン＜ヴァソプレシン型の非人間的なタイプの人となります。人間の本性には性善説、性悪説がありますが、人間の本性は育てられた環境次第といえます。

オキシトシンは愛、ヴァソプレシンは欲という構図でも考えられます。オキシトシン優位では愛＞欲で欲望は適度に抑制され霊主肉従の人間的な犯罪とは無縁な善人的といえます。反対にヴァソプレシン優位となると、欲＞愛で欲望を制御できず他人の尊厳を無視し期待されない非人間的な犯罪を犯しやすい非人間的といえます。

13. オキシトシンと胸腺

免疫系の中心である胸腺はいろいろなストレスに非常に敏感でストレスを受けるとその働きが低下してしまいます。抗ストレス作用の強いオキシトシンは胸腺の正常な機能をサポートする重要な役割を担っています。

簡単な実験で確認してみましょう。

▶実験－胸腺はストレスに弱い

A⇒被験者、指パワーテストを受ける人

B⇒Aに対して指パワーテストをする人

①実験参加者が全て逆転現象を起こしていないことを確認します。

②Aは何も条件を与えないブランクの状態で胸腺に指先をあて指パワーテストを受け指パワーレベルを確認します。

③BはAがギクッとするような言葉をAにかけた直後に胸腺に指先をあて指パワーテストをし指パワーレベルを確認します。おそらく指パワーレベルが数レベル低下してしまいます。

　他人の病気が治ることを祈るようなことをするとオキシトシンの分泌が増加します。するとストレスのために弱くなっていた胸腺がオキシトシンの抗ストレス作用で強くなります。

　人のために祈ることは祈った人の免疫系が強まるだけでなくどんなに遠く離れたところにいる祈りの対象者にもヒーリング波動が到達し好影響を与えることが判明しています。ただその波動がどういうものであるかは未だ明らかにされていません。

14. 積極的にオキシトシンを増やす生活術

　他人を思いやり、人付き合いを良くすることで、オキシトシン分泌が刺激されます。持続的にオキシトシンが充分分泌されていると自律神経のアンバランスが補正され、ストレスを軽減させ、心身の健康を維持することが可能となります。「人身具有大薬」という中国

第6章　内から胸腺を強める妙法

の故事がまさに当てはまります。このオキシトシンという大薬はネガティブな副作用はまったくありませんし「個人の健康」と「世界の平和」が同時に達成できるのです。それになんといっても超経済的なことです。

　次に箇条書きにまとめたことを日々実践すれば積極的にオキシトシンを増やし健康に役立てることができます。

★「私」という言葉を使わない⇒「私」の使用を封印しできるだけ使わないように努力する。グループでこのことを実施し、もし「私」を使ってしまったら罰金として貯金箱に100円を入れグループ貯金をする。貯まったお金はグループの親交活動にあてる。
★スキンシップ⇒ごく親しい仲、家族に限定しできるだけ抱擁、握手、腕や背中をさすったり、頭をなでるなどスキンシップを多くするよう努力する。
★タッチケア⇒スキンシップと同じことで、肩もみやマッサージ、背中などを気持ちよくゆっくりとさすってあげる。
★思い合う⇒異性と目を見つめあう、相手をほめる、一緒にスポーツをするなど。
★一日一善⇒人に思いやりを持って親切な行いをする。
★交友を広める。

15.　オキシトシンが示す世界平和

　オキシトシンによって促される人との付き合いを永く維持できれば、友好の輪が崩れることはないでしょう。活性化したオキシトシンによる積極的な社会活動は、やがて地域全体におよび、結果とし

151

て平和で住みよい社会を創りあげることになります。母親の子育て法が世代を超えて受け継がれるのと同様に、人と人の間の好意、共感、友情、人類愛などの感情も世代を経て受け継がれていきます。個人個人がオキシトシン分泌を高めることにより、この地上にこそ天国や浄土ができ上がるのです。

「XXXXファースト」という政治モットーが広がりつつありますが、この考えは一見仲間を守るという点でオキシトシン的です。しかし他民族・他文化・他宗教・他国を排除する強い排他的なものです。そうなってしまうとヴァソプレシン的色彩の濃いものとなってしまいます。そしてそこから生まれるものは不安、恐れ、攻撃的、利己的なものです。

人のことを思うとオキシトシンの産出が増加し「気」の流れがよくなり抗ストレス作用が働きます。これとは反対に自分のことを考えるとヴァソプレシンの産出が増加しオキシトシンの作用を抑制してしまいます。

聖書にある「汝の敵を愛せよ」（マタイ第5章・ルカ第6章）を人々が本当に実践すれば世界平和が可能な筈です。本来世界平和の原動力であるべき宗教が却って抗争の原因となってしまっているのが現状です。

人は、他人を愛する事で自ら健康になれるシステムを内在していいます。人の集まりである世界も互いが愛することで世界の健全・平和になれるシステムを内在していると考えられます。

人体の生理、オキシトシンが示す本来あるべき宗教、世界平和の道筋を教えてくれています。

第6章　内から胸腺を強める妙法

16.　オキシトシンは外部から補充できないか

　欧米で最近オキシトシンを舌下や鼻へスプレーする製品が誰でも購入できるよう販売されています。オキシトシンスプレーの長期にわたる使用はオキシトシンの感受性を弱めてしまいます。またオキシトシンを頻繁に外部から補給すると体は補給されるオキシトシンに依存してしまい自らの体内で産出する機能が低下してしまう恐れがあります。その結果、オキシトシンの有用な効果が減弱してしまいます。

　オキシトシンスプレーはネット等で容易に入手できますが，このような理由からその使用は推奨できません。外部からの投与に頼らず、自前のオキシトシン分泌を刺激することが重要です。

　ネット等で容易に入手できますが必ず理解ある医師と相談のうえ使うようにするのがよいでしょう。

　オキシトシンを含んでいる食べ物や、食べるとオキシトシンが増える食べ物は、残念ながらありません。日常生活でオキシトシンの分泌を増加させるような行動をすることで、脳の中で作らないとできないものです。

17.　オキシトシンと他の脳内ホルモンとの関係

　愛とは、私たちが信頼や信念を想念したときに励起される感情ですが、そのとき脳内ではオキシトシン、ドーパミン、エンドルフィン、セロトニンなどが分泌され、神経生理的には複雑な現象が起こっています。

　視床下部のオキシトシン神経は、脳内のさまざまな部位にその神

153

経の分枝を投射しています。その結果、多彩な生理作用を発揮します。例えば、側坐核ではセロトニンやドーパミンの放出を刺激し、中脳水道周囲灰白質ではエンドルフィンなどのオピオイド（脳内麻薬）を刺激します。扁桃体ではgamma-aminobutyric acid（GABA；ガンマ－アミノ酪酸）を刺激します。

　一方、青斑核や弧束核ではノルアドレナリンの分泌を抑制します。側坐核からのセロトニン・ドーパミンの増加、扁桃体でのGABAの増加、青斑核や弧束核からのノルアドレナリンの減少などは、ストレス反応の軽減に関与しています（図6－3参照）。より詳しい説明は『オキシトシン健康法』（高橋徳 著／アスコム刊）をご覧ください。

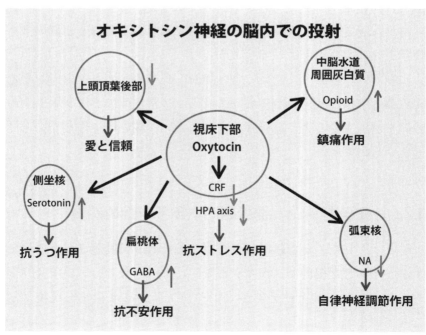

図6－3　オキシトシン神経の脳内での投射

第6章　内から胸腺を強める妙法

18. 瞑想で他人を思いやること

　ダライ・ラマ14世はその卓越した洞察力により、思いやりの実践が自身の幸せと健康につながることを見抜いていました。他人を想いやる訓練をすることが、自他ともに幸せになれる鍵なのです。「慈悲の瞑想」やLKM（Loving Kindness Meditation）の実践を毎日繰り返しながら、他人を思いやる感情を育む訓練を欠かさず続けることです。そして、昨日よりは今日、今日よりは明日と、より愛情ある人間に自分自身を育てていくことが、ダライ・ラマの教えなのです。

　そうした実践法として広く行われているのが仏教の「慈悲の瞑想」およびそれから派生したLKM瞑想法です。「慈悲の瞑想」は、自分の身近な人のみならず、自分を嫌っている人の幸福を祈るところに、その特徴があります。次のようなフレーズを用いています。「生きとし生けるものが幸せでありますように、生きとし生けるものの悩み苦しみがなくなりますように、生きとし生けるものの願いごとが叶えられますように、生きとし生けるものにも悟りの光が現れますように。私を嫌っている人々も幸せでありますように、私を嫌っている人々の悩み苦しみがなくなりますように、私を嫌っている人々の願いごとが叶えられますように、私を嫌っている人々にも悟りの光が現れますように。」（慈悲の瞑想）

　LKMは、まず身近な人（例えば、家族、恋人、友人など）を想定し、その人の幸せを心底から祈ることから始めます。このトレーニングの後、祈りの対象をあまり良く知らない人（例えば、今日行ったスーパーのレジの人や、駅ですれ違った人など）にまで広げていきます。その後、自分が嫌いな人、自分を嫌っている人、疎遠にし

155

ている人などをも祈りの対象として、その人たちの幸せを真剣に祈るトレーニングをするのです。そして、最終的には、人類、地球、宇宙にまで祈りの対象を拡大していきます。LKMの手法で大事な事は、身近な人であれ、嫌いな人であれ、直接会って親切な行為を実際に施す必要はまったくないという点です。その代わりに誰をも区別せず、真剣にその人たちの幸福を心底から祈ることを修練するのです。

LKMのトレーニングにより、慢性腰痛、心理的苦痛、怒りの感情が和らぎます。LKMにより、前頭葉や視床下部をはじめ、さまざまな分野で脳の神経活動が活発になることが確認されています。

オキシトシン刺激が能動的な他人への思いやりによって誘発されること、オキシトシン自体が個人のストレス反応を抑え、痛みを減少させる作用があることなどを考え合わせれば、ＬＫＭによる有益な効果は、オキシトシンを介した現象であることが容易に想像できます。残念ながら、LKMによって視床下部のオキシトシンが増加したという直接のエビデンスは現時点では報告されていませんが、世界の神経科学者の関心が、LKMとオキシトシンの関係の解明に向かっていることは間違いありません。

19. 免疫力を高めるグループヒーリングのすすめ

本人だけがよくなろうとする考えはポジティブではありますが大きなパワーが得られません。それは芥川龍之介の『蜘蛛の糸』の主人公カンダタ（犍陀多）のように救われません。他人の病気の平癒を祈ったとき体に具わっている大薬ソフトが発動します。そこでそうしたことを目的とするグループヒーリングの会があったらと切望

します。

　グループヒーリングには「カラーつぼタッピング」を応用した気功法が速習でき適しています。

　またグループ内で互いにメンバーの病気の平癒を祈る時間を設けるようにします。

　こうした活動は欧米で「Family Healing」として広く用いられています。Family といっても家族である必要はありません。

　広島でがん治療に携わっている永山多寿子先生は「スギナ会」というがん患者の会を主宰されています。その理念は弱々しく見えるスギナは踏まれても周りのスギナから地下茎を介してサポートされ強く復活するというものです。スギナ会の他の患者のことを思いやる強い絆ががん患者の胸腺の免疫力を高めあっているのです。

20.　最後に－魂の究極の目的とは－

　我々人間は、魂（霊）と肉体を兼ね備えた存在であり、両者を繋いでいるのが、気とかプラーナ、あるいはオーラといわれるものです。

　これらの肉体や魂、気の違いは、量子力学的に見れば、構成している要素の周波数の違いではないかと考えられます。例えば、我々が見ることのできる光（可視光線）は400から800テラヘルツの周波数をもっています。これ以上の周波数をもった光は紫外線とよばれ、一方でこれ以下の周波数の光は、赤外線と呼ばれていますが、どちらも我々の目には見ることができません。

　魂は、肉体を遥かに上回る周波数で構成されているので、目には見えないというだけのことであって、存在しないということではあ

157

りません。

　肉体が滅んだ後も、我々の魂は永遠に生き続け、また新しい肉体が見つかれば、そこに魂が入り込み新たな人生を経験していきます。これを輪廻転生といいますが、この現象については、幾多の報告があり疑問の余地はありません。

　個々の魂は、最終の目標点を常に目指して 進化すべく、異なった体験を蓄積していきます。そして魂が進化の究極の目標に到達できた時、私たちは物質の世界に生まれ変わる必要がなくなります。

　人はなぜ生まれ変わるのでしょうか？　それは魂の進化に不可欠なさまざまな ことをこの物質の世界で，肉体を通して体験するためなのです。生命の本質とは進化の究極の目標に到達すべく、上昇し続けようとする魂そのものであると信じます。魂の進化には「宗教心」を育むことが重要であると幾多の聖人達が唱えてきました。ところで、この「宗教心」とは具体的に何なのでしょうか？

　オキシトシンは神経ホルモンのひとつで、主に脳内の視床下部で生成されます。オキシトシンが授乳や分娩に大きく関係していることは早くから知られていましたが、ストレス反応を軽減させることも分かってきました。オキシトシンが脳内で分泌されるとストレスに適応することができ、心身への悪影響を和らげてくれます。加えて、オキシトシンは「思いやり」や「信頼」などの感情を促し、私たちの人間関係を築くのに重要な役割を果たしています。

　幸いにも、これまでの研究の結果、体内においてどのような仕組みでオキシトシンの産生が増加するのかが解ってきました。「人を思いやったり」「人から大切にされたり」するような積極的な人との関わりを持つことは、体内オキシトシンの産生を増加させ、日常のストレスに負けない心身を保つために重要です。このようにオキシ

158

第6章　内から胸腺を強める妙法

トシンは社交性の向上に関与しており、健やかで愛溢れる社会の構築に不可欠であります。

　ダライ・ラマ14世は「他に対する愛情や思いやりが、私たち人間を結び合わせ、一つの共同体をつくっていく原動力であり、この愛と思いやりが他人の面倒をみるという、ケアの意識を生み出す。そして愛と思いやりは 生物学的な要因に依存している。」と述べています。

　最近の私どもの研究結果は、愛と思いやりを生み出す生物学的な要因がオキシトシンである可能性を示しています。他人を慈しむ、思いやるという感情がオキシトシンの産生を刺激します。魂の進化には「宗教心」を育む事が重要ですが、この「宗教心」は「利他の心」と言い換えることができます。

　我々の肉体の中には「利他の遺伝子」が組み込まれています。「利他の遺伝子」すなわち「オキシトシンの遺伝子」を刺激することが、魂の進化につながるものと考えます。魂が進化できるのは、この物質の次元だけであるといわれています。我々の肉体の中に存在するこの「オキシトシンという物質」を刺激し続けることが、魂の進化につながります。 他をいたわり、思いやるという気持ちを忘れず、「昨日よりは今日、今日よりは明日」と、自分自身をよりいっそう愛溢れる存在に成長させ続けること、そうすることが取りもなおさず、魂を進化させ、やがて神の高みにまで、我々を引き揚げてくれることになるものと信じます。

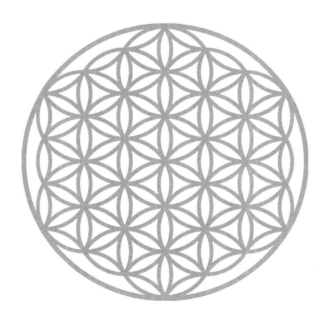

あとがき ― 利他の波動は凄い

　免疫系の中心である胸腺はほとんどの人で弱体化しています。この胸腺の弱体化が原因でがん、アレルギー患者、各種免疫疾患の増加を招いていると考えられます。

　胸腺が弱体化している原因には多くの要因が絡み合っていますが主要なものとしてストレス、ネガティブな波動によって汚染された電磁波の悪影響があります。

　胸腺の弱体化の問題解決として本書では汚れた電気をきれいにする浄電とオキシトシンを応用する方法をまとめてみました。

　当初は浄電とオキシトシンとは直接的な関係のない別個のものと思っていました。しかしこの本をまとめた以後多くの実験検証を続けたところ、浄電とオキシトシンはいずれも利他の波動が働いて生起するものであることが判明しました。このことは次の簡単な実験で確認することができます。

　胸腺の部位に指を当て指パワーテストをすると指パワーダウンが起こることを確認してください。次に部屋の照明の壁のスイッチを両手で覆い口の中で鵲橋を保ち利他の思いを念じます。この状況での照明の下で胸腺の指パワーテストをすると指パワーダウンが起こらなくなります。感性のよい人では何か照明の光が優しくなるというのです。

　利他の波動のパワーは凄いすごいものです。利他の波動は近辺環境のネガティブな波動を消去し、遠く隔てたところには未知のチャ

ネルを介して何千キロと離れている人に利他の波動は到達しその人の病を癒します。内に向かっては視床下部からオキシトシンの分泌を増加させ病んだ心身を健やかにします。

利他の波動は健康、個人の開運、社運、国運ひいては世界平和を招きます。

利他の重要性は多くの教えで示されてきました。利他の重要性を本書で紹介している指パワーテストを用いて体で納得してもらう方法を用いればより多くの人に利他の重要性を広めることができます。利他の波動の素晴らしさを宗教、民族を超え広めて行けば、「戦争反対！」、「原発反対！」、「差別反対！」を叫ばなくても、自ずと社会、世界はよい方向に進んでいくものと確信します。

最後に本書は非常に多くの人の賛同および協力を得て出版ができました。とくにイラスト等で酒井直美様、クリニック徳での勉強会で多くの実験、検証を手伝って頂いた島倉節子様、水野二三子様、出版を快く引き受けていただいた、たにぐち書店の谷口直良様その他多くの人に深く感謝します。

【著者略歴】

高橋 徳（たかはし とく）

　1977年、神戸大学医学部卒業。関西の病院で消化器外科を専攻した後、1988年米国に渡る。ミシガン大学助手、デューク大学教授を経て、2008年よりウィスコンシン医科大学教授。米国時代の主な研究テーマは『鍼の作用機序』と『オキシトシンの生理作用』。2013年郷里の岐阜県で統合医療クリニック「高橋医院」を開業。2016年名古屋市に分院「クリニック徳」をオープン。

　「明日の医療を考える会－ミモザ岐阜－」代表。「日本健康創造研究会」会長。

主な著書：Physiology of love (2013), Integrative Medicine-its role for our future medicine (2013),Neurobiology of Acupuncture (2013),『人は愛することで健康になれる』(2014),『あなたが選ぶ統合医療』(2015),『xオキシトシン健康法』(2016)。

山田 新一郎（やまだ しんいちろう）

昭和23年　名古屋に生まれる

昭和45年3月　名城大学 商学部卒業

昭和52年9月　明治鍼灸柔道整復専門学校 鍼灸科卒業

昭和55年8月～昭和57年5月　昭和外科病院（大阪府摂津市）

昭和57年6月～平成2年5月　大阪府管工事健康保険組合　東洋医学研究室々長

平成2年6月～平成12年9月　カリフォルニア州　Meiji College of Oriental Medicine Dean of Faculty

平成14年2月～平成19年3月　IGL医療専門学校　専任教員

平成19年4月～現在に至る　名古屋医専　鍼灸学科　専任教員

著書

平成元 年　『経絡大循環』医道の日本社

平成 4年　『鍼灸師・柔道整復師のための医学英語」共著／医道の日本社

平成 9年　『ツボ指当て健康法』鍼灸振興会

平成20年　『EAS療法』共著／たにぐち書店

平成23年　『カラーつぼタッピング』共著／たにぐち書店

平成27年　『東洋医学と潜在運動系』共著／たにぐち書店

賞

平成元年『経絡大循環』に対して第4回　間中賞

汚れた電気は大問題

2018年7月24日　第1刷発行

著　者　高橋　徳・山田 新一郎

発行者　谷口 直良

発行所　㈱たにぐち書店
　　　　〒171-0014　東京都豊島区池袋2-68-10
　　　　TEL.03-3980-5536　FAX.03-3590-3630

落丁・乱丁本はお取替えいたします。

カラーつぼタッピング

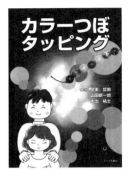

室本哲男・山田新一郎・大出祐士 共著
B5判／72頁／本体1,000円＋税

著者（山田新一郎）が米国在住の老中医師から「筋肉部分のつぼには赤、骨と骨の間のつぼには青の色をイメージして刺鍼するとよい効果が得られる」との教えを受けたことから開発されたカラーイメージと手当てなどによる治療法。自己療法にも使える指のタッピングを応用した"カラーつぼタッピング"を、多くの図版を交えて平易に解説した本。

●目次より

■第1章■カラーつぼタッピングの完成まで：カリフォルニアの老中医の教え／ボディワークとエネルギーワーク／からだと色の理／イメージとエネルギー／カラーをイメージすると手指にそのカラーと共鳴する想念エネルギーが発生する／手当療法の理／実験：ヒーリング・イメージを用いて肩凝りを手当で改善する／なぜ筋肉に赤、骨と骨の間には青なのか／古来より用いられてきたタッピングの技術／カラーつぼタッピングの仕方／体から離れたところでタッピングしても効果が得られる

■第2章■まず試してみましょう：肩凝り／腰痛／五十肩／股関節の疲れをほぐす／慢性の膝関節痛／胃腸の虚弱を改善する／2色から7色への発展

■第3章■エネルギーの調整に必要なこと：エネルギー調整によるトラブルの改善手順／過度の緊張部位がエネルギーの異常部位／調整に必要なエネルギーが暖色系カラーか寒色系カラーかを選択する基準／筋力の変化を用いたエネルギーチェックをする方法／エネルギーチェックの前に／カラーイメージを用いて調整に必要なカラーをみつける方法

■第4章■より効果のあるタッピング法：粒鍼の貼付／カラーつぼタッピングの準備／鵲橋の効用／効果的なカラーつぼタッピングの方法／より強力なエネルギーを発する方法／カラーつぼタッピングによる経絡のエネルギーバランス法／美顔タッピング／心のトラブルもカラーつぼタッピングで／テラピュティック・タッピングとして

■第5章■カラーつぼタッピングの原理：エネルギーとはなにか／体表におけるエネルギーの交流／エネルギーは波動である／波動エネルギーの共鳴（共振）の性質／ボディワークとしての鍼灸、エネルギーワークとしての鍼灸／鍼を使わなくても同程度の効果を得る方法がある／効果の持続が短いのはどうしてか／カラーつぼタッピングと鍼灸／避邪の必要性

■第6章■EAS療法との併用：緊張を取り除く2つのアプローチ／体の極性とエネルギーの流れ／異極間を接続するとエネルギーの流れが促進される／実験で確かめてみよう／EAS器具の製作／特定部位の流れをよくする方法／併用の際の注意事項／より効果を得るには

■第7章■人体のエネルギー系：経絡系／チャクラ系／チャクラと色の関係を体感して理解する／チャクラ、つぼはエネルギーの出入りするところ／♯1〜7チャクラの項目ごとの整理

●お申込み・お問合せ：たにぐち書店
TEL. 03-3980-5536　FAX. 03-3590-3630　たにぐち書店.com

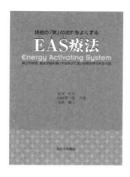

経絡の「気」の流れをよくする
ＥＡＳ療法
（いあす）

室本哲男・山田新一郎・大出祐士 共著
B5判／138頁／本体3,000円＋税

本書は、「鍼はなぜ効くか」の問いかけから、鍼灸治療における経絡の重要性を再確認した著者たちが、経絡の「気」の流れをよくする原理と方法を詳説している。さらに、イーマン回路をもとに著者たちが開発した、鍼を用いずして「気」をコントロールする方法であるEAS（Energy Activating System）療法を紹介し、経絡代表刺激穴を用いた鍼法と併用することで相乗効果を得られる仕組みを数々の治験例と共に解説している。

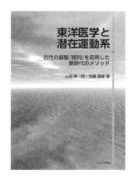

東洋医学と潜在運動系
古代の叡智「経別」を応用した新時代のメソッド

山田新一郎・佐藤源彦 著
B5判／196頁／本体1,500円＋税

第1部で山田新一郎は、「経別」とは人間の旧脳が司る運動システムと関連した経脈だと考え、「経別」の異常である潜在意識の逆転現象を解消することで、飛躍的な治療効果と身体の潜在的能力を引き出すことが可能と説く。第2部では、佐藤源彦による経別ワークの理論と実践を紹介。

●お申込み・お問合せ：たにぐち書店
　TEL. 03-3980-5536　FAX. 03-3590-3630　たにぐち書店.com